全国卫生专业技术资格考试（中初级）辅导用书

护理学（中级）单科一次过（第2科）相关专业知识

HULIXUE（ZHONGJI）DANKE YICIGUO

（DI 2 KE）XIANGGUAN ZHUANYE ZHISHI

主　编　赵　欣　常　罡

副主编　栾　宁　王　剑

编　者（以姓氏笔画为序）

王　剑　王维维　李　娜　杨雪威

陈　静　陈凤敏　金光辉　周晓平

赵　佳　赵俊玲　高　晶　常　贺

秘　书　王天一　韩鲁鲁

中国科学技术出版社

·北京·

图书在版编目（CIP）数据

护理学（中级）单科一次过（第2科）相关专业知识 / 赵欣，常罡主编. —北京：中国科学技术出版社，2017.11

ISBN 978-7-5046-7742-6

Ⅰ.①护… Ⅱ.①赵… ②常… Ⅲ.①护理学—资格考试—自学参考资料 Ⅳ.①R47

中国版本图书馆CIP数据核字（2017）第261687号

策划编辑	于晓红
责任编辑	张　晶
装帧设计	石　猴
责任印制	马宇晨

出　　版	中国科学技术出版社
发　　行	中国科学技术出版社发行部
地　　址	北京市海淀区中关村南大街16号
邮　　编	100081
发行电话	010-62173865
传　　真	010-62179148
网　　址	http://www.cspbooks.com.cn

开　　本	787mm×1092mm　1/16
字　　数	182千字
印　　张	7.5
版　　次	2017年11月第1版
印　　次	2017年11月第1次印刷
印　　刷	北京长宁印刷有限公司
书　　号	ISBN 978-7-5046-7742-6 / R · 2153
定　　价	59.00元

出版说明

为科学、客观、公正地评价卫生专业人员的技术水平和能力，目前，全国中初级卫生专业技术资格考试仍实行全国统一组织、统一考试时间、统一考试大纲、统一考试命题、统一合格标准的考试制度。

为帮助广大考生在繁忙的工作之余做好考前复习，我们组织了具有丰富卫生专业技术资格考试辅导经验的专家对近年考试的命题规律及考试特点进行了精心分析及研究，并按照相应专业最新考试大纲的要求及科学、严谨的命题要求编写了这套《全国卫生专业技术资格考试（中初级）辅导用书》。本套丛书共 162 个品种，涵盖了临床、护理、口腔、药学、检验等 100 多个专业，分为 7 个系列：《应试指南》系列、《模拟试卷（纸质版）》系列、《模拟试卷（网络版）》系列及针对护理和药学等考生人数较多的《考前冲刺》系列、《同步练习及解析》系列、《单科一次过》系列、《急救书 / 包》系列。

《应试指南》系列，共 12 本书，涵盖了临床、护理、药学、检验的近 40 个考试专业。全书根据应试需求，在总结了近年考试规律的基础上结合最新考试大纲的要求编写而成，内容精练，重点突出，对重要的知识点及考点予以提示并加以强调，便于考生在有限的时间内进行有针对性的复习。

《模拟试卷（纸质版）》系列，是针对专业人数较多的 39 个专业出版的，共有 33 个品种。这个系列的突出特点是编写贴近真实考试的出题思路及出题方向，试题质量高，题型全面，题量丰富。题后附有答案及解析，可使考生通过做题强化对重要知识点的理解及记忆。

《模拟试卷（网络版）》系列，共有 100 个品种，对应 100 个考试专业。其特点是专业齐全，可满足考生数量较少专业考生的需求。同时，针对有些专业采用人机对话考试形式的情况，采用了真实考试的人机对话界面，高度仿真，考生可提前感受与适应考试的真实环境，从而有助于提高考试通过率。

《考前冲刺》系列，在全面分析了历年考题的基础上精选了部分经典试题编写而成，作为考生考前冲刺练习使用。

《同步练习及解析》系列，与《应试指南》系列相对应，精选了部分经典试题，供考生进行针对性的巩固训练，目的是使考生在复习理论知识的同时，通过做同步练习题加深对易考知识点的理解。

《单科一次过》系列，是专为单科知识薄弱的考生及上一年度单科未通过的考生准备的。分为知识点串讲和试题精选两部分。

《急救书／包》系列，是专为参加护理学专业初级资格考试的考生准备的。本系列书紧紧围绕应试需求，准确把握考试精髓，覆盖面广，重点突出。精选试题的考点选择均紧扣最新考试的特点，针对性强；附赠网络学习卡，采用真实考试的人机对话界面，使考生复习更加便捷。

本套考试用书对考点的把握准确，试题的仿真度非常高。在编写过程中，编者进行了大量的研究、总结工作，并广泛查阅资料，感谢在本套丛书编写过程中付出大量心血的专家们！

由于编写及出版的时间紧、任务重，书中的不足之处，请读者批评指正。

中国科学技术出版社

内容提要

　　本书是全国护理学（中级）资格考试的指定辅导用书，全书按照护理学（中级）最新考试大纲及科学、客观、严谨的要求编写。专为在上一年度考试中单科（第2科）——相关专业知识未通过的考生而编写。全书分为三部分内容：知识点串讲、试题精选、模拟试卷。知识点串讲部分既考虑到知识点的全面性又突出重点，对需要重点记忆的知识点用波浪线的形式加以突出，重要的关键词以黑体字表示，以强化考生对考点的认识，方便考生理解和记忆。精选试题部分根据该部分内容的重要程度，酌情精选部分相关知识点的经典试题，以加强考生对该知识点的记忆。书末精选3套本科目的模拟试卷，每卷100题，供考生实战演练。本书紧扣考试大纲，内容全面，重点突出，准确把握考试的命题方向，有的放矢，是复习考试的必备辅导书。

目　录

第*1*部分

护理健康教育学

第1单元　健康教育与健康促进

一、健康教育的概念

健康教育是通过信息传播和行为干预来帮助个人和群体掌握卫生保健知识，树立健康观念，合理利用资源，以采纳有利于健康行为和生活方式的活动过程。其目的是消除或减轻影响健康的危险因素、预防疾病、促进健康、提高生活质量。

二、健康教育的研究领域

1. 按目标人群或场所划分　社区健康教育、学校健康教育、医院健康教育、职业人群健康教育、公共场所健康教育等。

2. 按教育目的或内容划分　疾病防治的健康教育、人生三阶段健康教育、心理卫生教育、生殖健康教育等。

3. 按业务技术或责任划分　健康教育的计划涉及医学教育网整理、健康教育的组织实施、健康教育材料制作、健康教育评价、社区组织与开发等。

试题精选

健康教育的核心问题是

A. 进行完整的、系统化教育　　　　　　　　　　B. 宣传健康知识

C. 促进个体或群体改变不健康的行为与生活方式　　D. 治疗慢性病

E. 及时就医

答案：**C**

三、健康促进

1. 定义　世界卫生组织（WHO）将健康促进定义为："是使人们维护和提高他们自身健康的过程，是协调人类与环境的战略，它规定个人和社会对健康各自所负的责任。"

2. 健康促进的5个活动领域　《渥太华宣言》将5个方面的活动列为优先领域为建立促进健康的公共政策、创造健康支持环境、加强社区行动、发展个人技能、调整卫生服务对象。

3. 健康促进的3项基本策略　《渥太华宣言》明确了健康促进的3项基本策略为倡导、赋权、协调。

试题精选

1. 健康促进的基本策略是
A. 调整、赋权、支持
B. 调整、倡导、赋权
C. 倡导、赋权、协调
D. 倡导、支持、调整
E. 倡导、协调、支持
答案：**C**

2. 不属于健康促进的领域的是
A. 创造支持环境
B. 加强社区行动
C. 转变政府职能
D. 发展个人技能
E. 调整卫生服务方向
答案：**C**

第2单元　人类行为与健康相关行为

一、概念

1. 人类行为的基本概念　人的行为是指具有认知、思维能力并有情感、意志等心理活动的人对内外环境因素刺激所做出的能动的反应。

2. 人的行为要素　人的行为要素由行为主体、行为客体、行为环境、行为手段和行为结果5个基本要素构成。

3. 人类行为的特性　人的行为分为本能行为和社会行为，其中本能行为是指由人的生物性所决定的，是人类的最基本行为，如睡眠、躲避行为等。社会行为是指由人的社会性所决定的，其造就机构来源于社会环境，是人们通过不断学习、模仿、受教育及与人交往等方式形成的，其中行为的目的性、可塑性和差异性是人类行为的社会性，是人区别于动物的特征。

（1）人类行为的目的性：人类与动物区别的重要标志是人类的行为有明显的目的性。

（2）人类行为的可塑性：人的行为是不断变化发展的，行为的可塑性是实施培养的前提，健康教育者在工作中应该充分地利用这一点帮助人们改变不良行为，培养健康行为。

（3）人类行为的差异性：人类行为千差万别表现出很大的差异性，主要受遗传素质、受个性心理特征的支配和外部环境条件的影响。

4. 人类行为的适应形式　反射、自我控制、调试、顺应、应对、应激。

5. 人类行为的发展过程

（1）被动发展阶段：0～3岁，此阶段行为主要靠遗传和本能的力量发展而成，如婴儿的啼哭、吸吮、抓握、啼哭等行为。

（2）主动发展阶段：3～12岁，此阶段的行为有明显的主动性，主要表现为爱探究、好攻击、易激惹、喜欢自我表现等。

（3）自主发展阶段：12～13岁起延续至成年，此阶段人们开始通过对自己、他人、环境、社会的综合认识，调整自己的行为。

（4）巩固发展阶段：巩固发展阶段在成年后，持续终生。此阶段的行为已基本定型，但由于环境、社会及个人状况在不断变化，人们必须对自己的行为加以不断调整、完善、充实和提高。

试题精选

1. 不属于人类本能行为的是

A. 睡眠　　　　　　　　　　　B. 好奇和追求刺激的行为

C. 性行为　　　　　　　　　　D. 遵纪守法行为　　　　　E. 摄食行为

答案：D

2. 人类行为区别于动物行为的重要标志是人类行为具有

A. 目的性　　　　　　　　　　B. 社会性　　　　　　　　　C. 自主性

D. 灵活性　　　　　　　　　　E. 适应性

答案：A

3. 个体决定是否做或是如何做某种事，以使行为适合目前或者长远的需要称为

A. 自我控制　　　　　　　　　B. 调试　　　　　　　　　　C. 应对

D. 顺应　　　　　　　　　　　E. 应激

答案：C

4. 儿童在 3 ～ 12 岁时常表现为爱探究、好攻击、喜欢自我表现等，该行为发展阶段为

A. 被动发展阶段　　　　　　　B. 自主发展阶段　　　　　　C. 模仿发展阶段

D. 巩固发展阶段　　　　　　　E. 主动发展阶段

答案：E

二、健康相关行为

（一）健康相关行为的分类

健康相关行为包括 5 种促进健康的行为和 3 种危害健康的行为。

1. **促进健康的行为**　日常健康行为（指日常中有益于健康的行为，如合理营养、充足睡眠）；避开有害的健康行为（指避免暴露于自然环境和社会环境中有害健康的危险因素，如离开污染环境、积极应对生活紧张事件等）；戒除不良嗜好行为（指自觉抵制、戒除不良嗜好的行为，如戒烟、戒酒等）；预警行为（指对可能发生的危害健康事件预防性行为及在事故发生后的正确处置行为，如驾车使用安全带、事故后的自救和他救行为等）；保健行为（指有效合理地利用卫生资源，维护自身健康的行为，如定期预防体检、预防接种、遵医嘱行为等）。

2. **危害健康的行为**　危害健康的行为习惯（如吸烟、酗酒、缺乏体育锻炼等）；致病性行为模式（如A型行为模式与高血压冠心病的发生密切相关，C型行为模式与肿瘤发生相关等）；不良疾病行为（指行为个体从感知到自身患病再到疾病复发过程中所表现出来的不利于健康、疾病康复的行为，如讳疾忌医、不遵医嘱等）；违规行为（指违反法律法规、道德规范并危害健康的行为，如滥用药物等）。

（二）影响行为的因素

1. 自身因素　具体包括需要、动机、动机冲突、认知、态度、情感和意志等因素。

2. 环境因素　主要包括自然环境和社会环境因素。

试题精选

1. 开车时系好安全带属于

A. 日常健康行为　　　　　　　　B. 预警行为　　　　　　　　C. 保健行为

D. 戒除不良嗜好行为　　　　　　E. 避开有害环境行为

答案：**B**

2. 吸烟、酗酒、缺乏体育锻炼属于危害健康行为中的

A. 日常危害健康行为　　　　　　B. 致病性行为模式　　　　　　C. 不良疾病行为

D. 违规行为　　　　　　　　　　E. 有害环境行为

答案：**B**

三、健康教育相关理论

1. 知信行模式　"知"指知识、学习，"信"指信念、态度，"行"指行为、行动。知信行模式认为：知识是基础，信念是动力，行为的产生和改变是目标。人们通过学习，以获得相关健康知识和技能，逐步形成健康的信念和态度，足以促成健康行为的产生。知信行模式中的关键步骤是确立信念，改变态度。

2. 健康信念模式　是一种运用社会心理方法解释健康相关行为的模式。此模式认为，人们采取某种促进健康的行为或戒除危害健康的行为，必须具备以下几个方面的认识：首先认识到某种疾病或危险因素的威胁或严重性，包括①对疾病严重性的认识：指个体对罹患某种疾病严重性的看法，包括人们对疾病引起的临床后果的判断，如死亡、伤残、疼痛等；对疾病引起后果的判断，如工作烦恼、失业等。②对疾病易感性的认识：指个体对罹患某种疾病可能性的认识，包括对医生判断的接受程度和自身对疾病的发生、复发可能的判断等。其次要认识到采取某种行为或戒除某种行为后，能否有效地降低患病危险性或减轻疾病后果的判断，包括缓解病痛、减少疾病产生的社会影响等。只有当人们对采取或放弃某种行为所与困难的认识、才能使行为维持和巩固。在此要对自身采取或放弃某种行为的自信心。也称效能期待或自我效能。即一个人对自己的行为能力有正确的评价和判断，相信自己一定能通过努力，克服障碍，完成这种行动，达到预期效果。

试题精选

在健康信念模式中，对罹患某种疾病、暴露于某种健康危险因素或对已经患病不进行治疗的严重性的看法是属于

A. 对疾病严重性的认识　　　　　　　　B. 对疾病易感性的认识

C. 对行为有效性的认识　　　　　　　　D. 知觉到障碍

E. 对自身采取或放弃某种行为能力的自信

答案：A

第 3 单元　健康传播的方法与技巧

一、传播的基本概念

1. **传播定义**　传播是一种社会性传递信息行为，是个人之间、集体之间以及个人与集体之间交换、传递新闻、实施、意见的信息过程。

2. **传播的要素**　传播者、受传者（受者）、信息与讯息、传播媒介、传播效果。

3. **传播的分类**　按照传播的规模将传播分为 5 种类型：人际传播、群体传播、大众传播、组织传播及自我传播。

二、健康传播的定义和特点

1. **健康传播的定义**　我国健康教育学者在 1996 年提出一个操作性定义是健康传播是通过各种渠道，运用各种传播媒介和方法为维护和促进人类健康而收集、制作和传递、分享健康信息的过程。

2. **健康传播的特点**　健康传播具有公共性和公益性、对健康传播者有素质要求、传递健康信息和目的性复合性的要求。

试题精选

职业性传播机构通过广播、电视、书籍、电影等大众传播媒介性范围广、为数众多的社会大众传播社会信息的过程的传播活动是

A. 自我传播　　　　　　　B. 群体传播　　　　　　　C. 大众传播

D. 组织传播　　　　　　　E. 人内传播

答案：C

三、人际传播

人际传播是指信息在个人之间的传播，主要形式是面对面传播，是建立人际关系的基础，是共享信息的最基本形式。

1. **人际传播主要特点**　全身心的传播、以个体化信息为主、反馈及时。

2. **常用的人际传播形式**　①劝服：针对教育对象存在的健康问题，说服其改变不正确的健康态度、信念及行为习惯的人际传播形式；②咨询：针对前来咨询者的健康问题，答疑解惑，帮助其澄清观念、做出决策的人际传播形式；③交谈：通过与教育对象面对面的直接交流，传递健康信息和知识以帮助其改变相关态度的人际传播形式；④指导：通过向健康教育对象传授相关的知识和技术，使其学习、掌握自我保健的技能的人际传播形式。

3. **人际沟通的技巧**

（1）谈话技巧：要求内容明确、重点突出、语速适当、注意反馈。

（2）提问技巧：①封闭式提问：提问的问题比较具体，对方用尖端、确切的语言即可做出回答，如"是""不是"等；②开放式提问：提问的问题比较笼统，旨在诱发对方说出自己的感觉、认识、态度和想法；③探索式提问：又称探究式提问，为探索究竟、追究原因，如"为什么"，以了解对方某一问题、认识或行为产生的原因，适用于对某一问题深入了解；④偏向式提问：又称诱导式提问，偏向式提问包含着提问者的观点，以暗示对方做出提问者想要知道的答案，如"您今天感觉好多了吧"；⑤复合式提问：此提问方式提出的问题为两种或两种以上类型的问题结合在一起的问题，如"您平时喜欢吃什么，喜欢水果还是蔬菜？"此种提问容易使回答者感到困惑，不知如何回答，故应避免使用。

（3）倾听技巧：集中精力，及时反馈。

（4）反馈技巧：肯定性反馈、否定性反馈、模糊性反馈。

（5）非语言传播技巧：包括仪表形象、动态体语、同类语言、时空语。①仪表形象：通过适当的仪表服饰、体态、姿势，表示举止稳重，有助于对方的新人接近；②动态体语：通过无言的动作传情达意，如以点头表示对对方的理解和同情，注视对方的眼神表示专心倾听等；③同类语言：通过适度地变化预期、语调、节奏和鼻音等辅助发音，以引起对方的注意或调节气氛；④时空语：在人际交往中利用时间、环境、设施和交往气氛所产生的语义来传递信息。

🔲 试题精选

1. 人际传播的主要形式是

A. 面对面的传播　　　　　B. 多向性传播　　　　　C. 单向传播

D. 双向型的传播　　　　　E. 循环型的传播

答案：A

2. 人际传播技巧不包括

A. 谈话的技巧　　　　　B. 提问的技巧　　　　　C. 倾听的技巧

D. 非语言的传播技巧　　　E. 广播、电视传播

答案：E

3. 提问的问题比较笼统，旨在诱发对方说出自己的感觉、认识、态度和想法，适用于了解对方真实的想法。此种提问是

A. 复合式提问　　　　　B. 偏向式提问　　　　　C. 探索式提问

D. 开放式提问　　　　　E. 封闭式提问

答案：D

四、群体传播的特点

1. 双向性的直接传播，成员相互依存、信息交流充分、反馈及时。

2. 有一定的身体距离（包括实际空间和虚拟空间），有着共同的思维方式、价值观念、信念、行为和某种社会身份。

3. 发生在一个可控的时间过程，交谈方式分为解决问题、争论与对话、提高认知建立团

队意识。

4. 人数最少 3 人，理想人数在 5 ～ 7 人，最大规模是 13 人。

5. 为达到某一目的进行交流并形成认同感。

五、小组讨论的技巧与步骤

1. **小组讨论技巧**　主持人应提前到达会场，热情接待小组成员；开场白应通俗易懂，简单明了，使每一位与会者明确讨论的重要性及自身作用。开场白包括主持人的自我介绍、讨论的目的和主体。开场白后，可请每一位成员进行自我介绍，以增强成员反馈；当讨论出现沉默不语时，主持人可以通过播放小短片、提出可以引发争论的开放式提问、个别提问、点名等方式打破僵局；主持人应采用适当方式控制讨论局面；讨论结束时，主持人对讨论问题进行小结。

2. **步骤**　①明确讨论主题，先拟定讨论提纲后进行讨论。讨论的提纲包括讨论的目的、问题、内容及预期达到的目标；②选择相关的人员组成小组，人数一般以 6 ～ 10 人为宜；③讨论时间在 1 小时左右，讨论地点选择小组成员感觉舒适、方便的地方；④座位排列的好坏直接关系到小组讨论的成功与否，座位应围成圆圈式或马蹄式，以利于参与者面对面的交谈。

试题精选

1. 不属于小组讨论提纲内容的是

A. 明确讨论主题　　　　　B. 确定讨论题目　　　　　C. 准备讨论一系列问题

D. 论时间和地点　　　　　E. 讨论的预期达到目标

答案：D

2. 小组讨论开始时，常常出现与会者沉默不语的困境，预先设计一些组织讨论方法可以有效地克服这一局面，以宣传画、播放短片、小录像等方式以

A. 建立融洽关系　　　　　B. 鼓励发言　　　　　　　C. 打破僵局

D. 控制局面　　　　　　　E. 结束讨论

答案：**C**

六、影响健康传播效果的因素及其相应对策

1. **传播者**　是健康信息传播的主体，具有收集、制作与传递健康信息，处理反馈信息、评价传播效果等多项职能。对策：①做好健康信息的把关人；②树立良好的传播者形象；③加强传播双方的意义空间。

2. **信息**　健康信息指与人健康有关的信息，泛指一切有关人体、心理、社会适应能力的知识、技术、观念和行为模式。健康信息是健康传播者传递的内容，直接影响传播效果。对策：①提高信息内容的针对性、科学性和指导性、同一信息反复强化；②注重信息反馈。

3. **传播媒介**　在健康传播活动中允分利用媒介资源注意媒介渠道的选择与运用，达到优势互补保证传播媒介的实现。

4. **受传者因素**　不同选择不同策略，在无知阶段进行宣传发动，使其知晓；在知晓阶段

提供知识进行劝服；在决策阶段提供方法鼓励尝试；在采纳阶段提供鼓励加以强化；在巩固阶段继续支持不断强化。

5. 环境因素　深入了解，在指定计划时应该充分考虑。

健康信息应具有以下特点：符号通用、易懂即信息传递过程中所使用的符号必须是通用的、易懂的，避免传而不通；科学性是健康信息的生命，是取得健康传播效果的根本保证；针对性健康信息的选择、制作、传递必须针对受者的需求特点；指导性健康信息应具有较强的现实指导意义，告诉受者如何运用健康知识、技能、使受者自愿采纳健康的行为方式。传播途径指信息传递的方式和渠道，常用的有口头传播、文字传播、形象传播、电子媒介。在选择传播途径时，应遵循四项原则：准确性、针对性、速度快、经济性。受者指信息通过传播途径所达到并被接受的个人或群体，大量的受者称为受众。健康传播的受众是社会人群，他们因不同的生理、心理特点对健康信息、传播途径的要求也不同。受者在接触信息时，普遍存在着"四求"心理，求真、求新、求短、求近（生活、地域、情感、认识、知识等方面贴近受者）。环境：健康传播的效果受传播活动发生的自然环境和社会环境的影响。影响传播效果的社会环境因素有社会经济情况及受者的心理情况等。

试题精选

1. 健康信息传播过程中的纽带是

A. 传播者　　　　　　　　B. 信息　　　　　　　　C. 媒介

D. 受传者　　　　　　　　E. 效果

答案：C

2. 在少数民族基层社区发放只有汉字的宣传折页，这是

A. 传播信息设计不妥当　　B. 媒介选择错误　　　　C. 传播者选择错误

D. 受传者选择　　　　　　E. 受传者文化素养不高

答案：A

第4单元　健康教育的步骤

一、健康教育诊断主要内容

1. 健康教育诊断的主要内容　主要从社会、流行病学、行为、环境、教育和管理与政策6个方面进行诊断。社会诊断包括社会环境和生活质量，社会环境包括经济、文化、卫生服务、社会政策、社区资源等多方面情况及其历年变化情况。测量生活质量的指标包括主观指标和客观指标，主观指标包括目标人群对生活满意程度的感受；客观指标包括目标人群生活环境的物理、经济、文化和疾病等情况；流行病学诊断的主要任务是客观确定目标人群的主要健康问题以及引起健康问题的行为因素和环境因素；行为诊断的主要目的是确定导致目标人群疾病或健康问题发生的行为危险因素；环境诊断为确定干预的环境目标奠定基础；教育诊断分为倾向性因素、强化因素和促成因素；管理与政策诊断的核心内容是组织评估和资源评估。

2. 高可变性行为具有以下特点　①正处在发展时期或刚刚形成的行为；②与文化传统或传统的生活方式关系不大；③在其他计划中已有成功改变的实证；④社会不赞成的行为。

3. 低可变性行为的特点　①形成时间已久；②深深地根植于文化传统或传统的生活方式之中；③既往没有成功改变的实例。

二、健康教育的基本步骤

健康教育的基本步骤：健康教育诊断——干预计划制订——计划实施准备——计划实施——计划的评价。

试题精选

1. 健康教育的目标是
A. 促进健康的公共政策　　　　　　B. 提高解决健康问题的能力
C. 改善健康相关行为　　　　　　　D. 提高健康水平
E. 调整卫生服务方向
答案：C

2. 不是健康教育效应评价的内容是
A. 倾向因素　　　　　　B. 促成因素　　　　　　C. 强化因素
D. 健康相关行为　　　　E. 疾病和死亡指标
答案：E

3. 老刘有 25 年的吸烟史，近期发现有冠心病，病房护士指导他戒烟，可是他说尝试戒烟 5 次均没有成功，从健康教育干预的角度来说，老刘的这种吸烟行为属于
A. 不良生活方式　　　　B. 低可变性行为　　　　C. 习惯性行为
D. 危害健康的行为　　　E. 致病性行为
答案：B

三、健康教育计划与干预

1. 在确定优先项目时，应遵循重要性和有效性原则。重要性原则优先考虑对人群健康威胁严重、对经济社会发展、社区稳定影响较大的健康问题；有效性原则优先考虑通过健康教育干预能有效改善健康问题。一旦确定了优先项目好，即可确定项目的目的和目标。目的和目标是计划存在于效果评价的依据。目的和目标确定后即可确定干预方案，其内容应包括：目标人群、干预策略、干预活动内容、方法、日程以及人员培训、计划评价等。

2. 计划目标可分为总体目标和具体目标。总体目标由三个"W"和两个"H"组成，既 Who——对象、What——实现什么变化、When——实现变化的期限、How much——变化的程度、How to measure——测量的方法；总体目标可以分解为各方面、各阶段、各层次的具体目标。

试题精选

对患者健康教育目标陈述错误的是
A. Who 是指对谁
B. What 是指实现什么变化
C. When 是指在多长期限内实现这种变化
D. How much 是指有多少对象发生行为变化
E. How to measure 是指如何测量这种变化
答案：**D**

四、健康教育评价

1. 评价的目的　确定健康教育计划的先进性和合理性、确定健康教育计划的执行情况、确定健康教育预期目标的实现及持续性、总结健康教育的成功与不足之处，剔除进一步研究假设。评价健康教育质量的重点是病人教育普及率与合格率。

2. 评价的种类与内容　评价分为形成评价、过程评价、效应评价、结局评价及总结评价。下面具体讲述前3种。

（1）形成评价：对项目计划进行评价的活动，是一个完善项目计划，避免工作失误的过程，主要方法有文献、档案、专家咨询、专题小组讨论等。

（2）过程评价：起始于健康教育计划实施开始之时，贯穿于计划执行的全过程。分为针对个体的评价内容、针对组织的评价内容、针对政策和环境的评价内容3大类，主要方法有查阅档案资料、目标人群调查、现场观察3种。

（3）效应评价：对目标人群因健康教育项目所导致的相关行为及影响因素的变化进行评价。与健康结局相比，健康相关行为的影响因素及行为本身较早发生改变，估效评价又称中期效果评价。内容主要包括4个方面，即倾向因素、促成因素、强化因素与健康相关行为。

3. 评价的影响因素　常见的偏倚因素有以下5种：①时间因素：又称历史因素，指在健康教育计划的执行和评价过程中发生重大的、可能对目标人群产生影响的事件，如与健康相关的公共政策的颁布、重大生活条件的改变、自然灾害或社会灾害等。②测试或观察因素：在评价过程中，测试者本身的态度、工作人员对有关知识的熟练程度、测量工具的有效性和准确性及目标人群的成熟性对评价结果的正确性均有影响。测量者因素（暗示效应、测量者成熟性、评定错误）；测量工具因素；测量对象因素（测量对象的成熟性、霍桑效应）。③回归因素：指由于偶然因素，个别被测试对象的某种特征水平过高或过低，但在以后测试因素中有回复到原有的实际水平的现象。在测试中，可采用重复测量的方法以减少回归因素对评价结果正确性影响。④选择因素：在评价阶段如果干预组和对照组选择不均衡，可引起选择偏倚，从而影响观察结果的正确性。但在评价中，可通过随机化配或配对选择的方法防止减少选择偏移对评价结果正确性的影响。⑤失访：指在实施健康教育计划或评价过程中，目标人群由于各种原因而中断被干预或评价。如果目标人群释放比例过高（超过10%）或出现随机释放，即只是其中有某种特征的人失访时，便可造成偏倚，影响评价结果。

试题精选

1. 健康教育评价的目的不包括

A. 项目的产出是否有混杂因素的影响，影响程度如何

B. 明确健康教育的任务

C. 确定健康教育计划的执行情况

D. 提高健康教育人员的理论和专业实践水平

E. 总结健康教育的成功与不足

答案：**B**

2. 健康教育形成评价和过程评价共同的评价方法是

A. 查阅档案资料　　　　　B. 预实验　　　　　C. 健康评估

D. 咨询　　　　　　　　　E. 计算机模拟

答案：**A**

第 5 单元　医院健康教育

一、医院健康教育的基本概念

1. 医院健康教育的基本概念　泛指各级各类医疗卫生机构和人员在临床实践的过程中，伴随医疗保健活动而实施的健康教育。

2. 医院健康教育的意义　①医院健康教育是医院工作的重要组成部分；②医院健康教育是一种治疗因素；③医院健康教育是降低保健成本，提高医疗设施利用率的有效途径；④医院健康教育是建设精神文明，搞好医院公共关系的重要环节；⑤医院健康教育是密切医患关系，减少医疗纠纷的重要纽带。

二、患者的健康教育

1. 患者健康教育的分类及内容　分为门诊教育和住院教育。

（1）门诊教育：是指在门诊治疗过程中对患者进行健康教育。门诊教育主要包括候诊教育（患者候诊期间，针对候诊知识及该科常见疾病的防治所进行的教育）、随诊教育（在诊疗过程中，医护人员根据病情对患者进行口头教育和指导）、咨询教育（医护人员对门诊患者或家属提出有关疾病和健康的问题进行解答）、健康处方（在诊疗过程中，以医嘱的形式对病人的行为和生活方式给予指导）。

（2）住院教育：指在住院治疗期间对患者进行健康教育。住院教育包括入院教育、病房教育、出院教育。患者教育应包括卫生知识宣传教育、健康相关行为、心理卫生教育。患者健康教育重点是门诊教育。随访教育的主要对象是有复发倾向的慢性病人；健康教育处方适用于门诊病人。对患者进行健康教育可伴随其整个住院过程。医院健康教育与健康促进的形式包括医护人员的教育、患者教育、社区教育及社会宣传教育。

二、患者健康教育的实施程序

患者健康教育包括评估教育需求、确定教育目标、制订教育计划、实施教育计划和评价教育效果 5 个步骤。

1. 评估教育需求 评估教育需求是患者健康教育程序的第一步骤。通过调查分析；评估教育需求指在了解教育对象需要学习的知识和掌握的技能，为确定教育目标、制定教育计划提供依据。

（1）评估内容：评估教育需求主要从以下 4 个方面考虑。

①患者对疾病或健康问题的知识水平；②患者对健康教育的态度；③患者的学习能力；④患者的环境因素。

（2）评估方法：评估教育需求的方法主要包括直接评估和间接评估。

①直接评估通过与患者的接触、谈话直接获得。

②间接评估通过阅读患者的病历、分析病史及其健康影响因素获得。

2. 确定教育目标 确定教育目标即明确患者及其家属的教育目标，为制订教育计划奠定基础。

3. 制定教育计划 教育计划主要由教育时间、场所、内容、方法和工具及教育人员 5 个部分组成。

（1）教育时间：从患者入院到离开医院期间，均为健康教育时机。

（2）教育场所：患者健康教育应在适宜的场所进行，以免使患者或家属感到不安或尴尬。

（3）教育内容：教育内容应根据患者的具体情况决定，确保其针对性。

（4）教育人员：患者健康教育是一个完整的教育系统，医院内的工作人员应根据患者和家属的需求，提供相应的健康教育。

（5）教育方法及工具：根据患者的特点，选择恰当的教育方法和工具，以增进教育的效果。

4. 实施教育计划 在实施教育计划过程中，为确保计划的顺利实施，应特别注意以下 4点：①注重信息的双向传播；②适当重复重点内容；③采取多种教育方法和方式；④注重教育者的态度。

5. 评价教育效果 评价是教育的重要环节。评价的目的是及时修正原有计划，改进工作。教育效果的评价可以通过评价教育需求、教学方法及教育目标的实现程度 3 个方面得以体现。

（1）评价教育需求：评价以往患者教育需求的评估是否准确、完整。

（2）评价教学方法：评价教育方法是否恰当、教育者是否称职、教材是否适宜。

（3）评价教育目标的实现程度：目标有不同的层次，前一层次的目标往往是下一层次目标的基础。评价时，应参照计划目标，在活动的不同时期进行不同的评价。

试题精选

1. 入院教育所要达到的行为结果是

A. 熟悉医院环境　　　　　　　　B. 提高患者治疗依从性

C. 减少住院天数，降低住院费用　　D. 建立健康行为

E. 建立遵医嘱行为

答案：E

2. 患者，男性，35岁，因"胆囊穿孔、急性腹膜炎"急诊收入院治疗，手术治疗康复后准备出院，其出院时的健康教育内容不包括

A. 目前病情　　　　　　　B. 医院规章制度　　　　C. 饮食

D. 继续用药情况　　　　　E. 定期复诊

答案：E

3. 病人候诊期间，针对候诊知识及该科常见病防治进行的教育，称为

A. 候诊教育　　　　　　　B. 随诊教育　　　　　　C. 咨询教育

D. 健康教育处方　　　　　E. 出院教育

答案：A

4. 患者，男性，45岁，诊断2型糖尿病1个月余，护士通过与其交谈，了解到其关于糖尿病知识认识不足。这是健康教育程序的

A. 评估需求阶段　　　　　B. 确定目标阶段　　　　C. 制订计划阶段

D. 实施计划阶段　　　　　E. 评价效果阶段

答案：A

第2部分

医院感染护理学

第1单元　医院感染护理学绪论

一、医院感染的基本概念

1. **医院感染的定义**　医院感染也称医院获得性感染，是指发生在医院内的一切感染。新的诊断标准将医院感染的定义为：医院感染是指住院病人在医院内获得的感染，包括在住院期间发生的感染和在医院内获得出院后的感染；但不包括入院前已开始或入院时已存在感染。医院工作人员在医院内获得的感染也属于医院感染。

2. **医院感染的判断标准**

（1）下列情况属于医院感染：①无明确潜伏期的感染，**入院48小时后**发生的感染为医院感染；有明确潜伏期的感染，自入院时起超过平均潜伏期后发生的感染为医院感染。②本次感染直接与上次住院有关。③在原有感染基础上出现其他部位新的感染（除外脓毒血症迁徙灶）或在原感染已知病原体基础上又分离出新的病原体（排除污染和原来的混合感染）的感染。④新生儿在分娩过程中和产后获得的感染。⑤由于诊疗措施激活的潜在性感染，如疱疹病毒、结核杆菌等的感染。⑥医务人员在医院工作期间获得的感染。

（2）下列情况不属于医院感染：①皮肤黏膜开放性伤口只有细菌定植而无炎症表现。②由于创伤或非生物性因子刺激而产生的炎症表现。③新生儿经胎盘获得（出生后48小时内发病）的感染，如单独疱疹，弓形虫病，水痘等。④患者原有慢性感染在医院内急性发作。

3. **医院感染的研究对象**　医院感染按临床诊断研究对象主要应为住院病人和医院工作人员。

🔲 试题精选

1. 对无明显潜伏期的感染，规定入院多少小时后发生的感染为医院感染

A. 8 小时　　　　　　　　　B. 16 小时　　　　　　　　　C. 24 小时

D. 48 小时　　　　　　　　　E. 72 小时

答案：**D**

2. 下列不属于医院感染的是

A. 新生儿经母体产道时获得的感染

B. 患者原有的慢性感染在医院内急性发作

C. 医务人员在医院工作期间获得的感染

D. 患者本次感染直接与上次住院有关

E. 住院病人在原有感染基础上出现其他部位新的感染（除外脓毒血症迁徙灶）

答案：**B**

3. 下列情况属于医院感染的是

A. 皮肤黏膜开放伤口只有细菌定植而无炎症表现

B. 非生物性因子刺激而产生的炎症表现

C. 新生儿经胎盘获得的感染

D. 本次感染直接与上次住院有关

E. 患者原有的慢性感染在医院内发作

答案：**D**

4. 不属于医院感染的是

A. 病人在医院内获得的感染

B. 新生儿经胎盘获得（出生后 48 小时内发病）的感染

C. 医务人员在医院工作期间获得的感染

D. 本次感染直接与上次住院有关

E. 手术器械消毒不合格造成的感染

答案：**B**

5. 患者，女性，35 岁，因宫外孕入院手术治疗。入院时无肺部感染的临床表现，5 天后出现肺部感染的症状和体征，该病人的情况属于

A. 医院感染　　　　　　　B. 院外感染　　　　　　　C. 院前现象

D. 手术并发症　　　　　　E. 内源性感染

答案：**A**

二、医院感染的分类与防制

医院感染按其病原体的来源可分为内源性感染和外源性感染；按其预防性可分为可预防性感染和难预防性感染；按其感染途径又可分为交叉感染、医源性感染和自身感染 3 类。

1. 外源性感染及其防制　外源性感染，也称**交叉感染**，指病原体来自病人体外。有些人将引起医院感染的病原体来自他人的称为交叉感染；病原体来自医院环境的称为环境感染；病原体来自未消毒灭菌的医疗器具，污染的血制品和药品等医疗行为所致的称为医源性感染。以上统称为外源性感染，这类感染是可预防和控制的。

2. 内源性感染及其防制　内源性感染也称**自身感染**，引起这类感染的病原来自病人体内或体表的正常菌群或条件致病菌，平时对宿主不致病，并与宿主形成相互依存，相互制约的生态体系。但病人抵抗力下降，免疫功能受损以及应用抗生素等因素时，可以导致菌群失调，菌群移位（易位），引发感染。

内源性感染的预防原则：①避免扰乱和破坏病人的正常防疫机制；②严格执行合理使用抗生素的规定，尽量减少使用广谱抗生素；③仔细检查和明确病人的潜在病灶，及时给予适

当治疗；④对感染危险指数高的病人，采取保护性隔离。

试题精选

1. 在医院感染中，属于内源性的是
A. 病原体来源于污染的血制品　　B. 病原体来源于消毒不合格的手术器械
C. 病原体来源于自身口腔　　D. 病原体来源于探视者
E. 病原体来源于医院环境
答案：C

2. 按感染途径医院感染可分为
A. 医源性感染、自身感染
B. 内源性感染、交叉感染、外源性感染
C. 医源性感染、交叉感染、自身感染
D. 内源性感染、外源性感染
E. 医源性感染、交叉感染
答案：C

3. 按病原体的来源医院感染可分为
A. 医源性感染、自身感染
B. 内源性感染、交叉感染、外源性感染
C. 医源性感染、交叉感染、自身感染
D. 内源性感染、外源性感染
E. 医源性感染、交叉感染
答案：D

第2单元　医院感染的微生物学原理

一、人体正常菌群的分布和作用

1. **人体正常菌群的分布**　人体皮肤、黏膜与外界相通的各种腔道（如口腔、呼吸道、泌尿道、胃肠道）等部位，存在对人体无害的庞大微生物群，正常菌群绝大部分为厌氧菌，他们在特定部位定植并与该处黏膜上皮细胞关系密切。这些微生物群体内部及其与人体之间互相依存，互相制约，保持生态平衡，被称为正常菌群。

2. **人体正常菌群的生理作用**　人体正常菌群对人体无害。其作用如下。①**营养作用**：在肠道降解未消化的食物残渣，利于其吸收，同时亦可合成各种维生素，如叶酸、维生素 B_2、泛酸以及维生素 K 等。②**免疫调节作用**：③**定植抵抗力作用**：通过争夺营养物质及空间位置，产生代谢产物等来杀伤侵入的有害细菌。④**生物屏障作用**：⑤**其他作用**：近年研究表明肠道中的双歧杆菌、肠杆菌、乳酸菌等有降低胆固醇，降血氨，抗衰老等作用。

试题精选

1. 肠道正常菌群参与合成叶酸，体现的是其

A. 营养作用　　　　　　　B. 免疫调节作用　　　　　C. 定植抵抗力作用

D. 生物屏障作用　　　　　E. 抗衰老作用

答案：**A**

2. 通过争夺营养物质和空间位置，产生代谢产物等来杀伤侵入的有害细菌，这是人体正常菌群的

A. 营养作用　　　　　　　B. 免疫调节作用　　　　　C. 定植抵抗力作用

D. 生物屏障作用　　　　　E. 抗衰老作用

答案：**C**

二、微生态的平衡与失衡

1. 微生态的平衡　微生态的平衡是指正常微生物群与不同宿主的动态的生理性组合，有定位、定性、定量 3 个方面的平衡。许多因素如疾病状态，有创诊疗措施及大量广谱抗生素使用等都会影响人体微生态的平衡。

2. 微生态失衡　微生态失衡指在外环境影响下，正常微生物间及正常微生物与宿主间平衡状态改变，由生理性组合转变成病理组合的状态。微生物失衡可表现为**菌群失调和移位**。

（1）原位菌群失调：正常菌群发生数量或种类结构上的变化，即出现了偏离正常生理组合的生态学现象，对宿主产生不良影响。根据失调程度不同分为 3 类。①一度失调：在外环境因素，宿主患病或所采取的医疗措施作用下，部分细菌受抑制，另一部分细菌过度生长，造成某些部位正常菌群的结构和数量的发生暂时性的变动，即形成一度失调。这种失调可通过细菌定量检查得到反映。失调因素被消除，正常菌群可自然恢复，临床上称为**可逆性失调**。②二度失调：正常菌群的结构、比例失调呈相持状态，菌群内由生理波动转变为病理波动。去除失调因素后菌群仍处于失调状态，不易恢复，称**不可逆性失调**，多表现为肠功能紊乱，慢性腹泻（肠炎）及口腔炎，慢性咽喉炎，阴道炎等，常称为比例失调。③三度失调：原正常菌群大部被抑制，只少数菌种占决定性优势，发生原因常为广谱抗菌药物的大量应用使大部分正常菌群消失，由暂居菌代替并大量繁殖，而成为该部位的优势菌。表现为急性重病症状，铜绿假单胞菌，葡萄球菌和白色念珠菌均可成为三度失调的优势菌。正常菌群的三度失调亦称**菌群交替症或二重感染**。

（2）移位菌群失调：移位菌群失调也称为**定位转移或易位**，在医院中最严重。即正常菌群由原籍生境转移到外籍生境或本来无菌的部位定植或定居，如大肠中铜绿假单胞菌，大肠埃希菌转移到泌尿道或呼吸道定居，原因多为不适当地使用抗生素所致。移位菌群失调表现为：①**横向转移**，如下消化道向上消化道转移，上呼吸道向下呼吸道转移。②**纵向转移**，如皮肤及黏膜表层向深层转移；**肠腔向腹腔转移**；经血循环或淋巴循环向远处转移。免疫力低下、外科手术、插管等侵入性诊疗易引发移位菌落失调。

📖 **试题精选**

1. 关于原位菌群失调，正确的是
A. 一度失调可通过细菌定量检查得到反映
B. 二度失调去除失调因素后，正常菌群可自然恢复
C. 二度失调的原因常为广谱抗菌药物的大量使用
D. 三度失调又称为比例失调
E. 三度失调是某部位正常菌群结构与数量的暂时变动
答案：**A**

2. 临床上的"菌群比例失调"是指
A. 原位菌群一度失调　　B. 原位菌群二度失调　　C. 原位菌群三度失调
D. 移位菌群横向转移　　E. 移位菌群纵向转移
答案：**B**

3. 皮肤及黏膜表层的细菌向深层转移属于
A. 深层转移　　B. 横向转移　　C. 纵向转移
D. 种植转移　　E. 淋巴转移
答案：**C**

4. 患者，女性，55岁。因胃癌住院治疗，使用头孢噻肟钠和利巴韦林抗感染，第5天出现发热（39℃）、腹痛、腹泻。大便培养：真菌感染。最可能的情况是
A. 急性菌痢　　B. 急性肠炎　　C. 二重感染
D. 败血症　　E. 菌群定植
答案：**C**

5. 由于抗生素使用不当，大肠中的大肠埃希菌转移到泌尿道定居，这种现象称为
A. 菌群失调　　B. 移居　　C. 菌群交替症
D. 定居　　E. 易位
答案：**E**

三、细菌定植与定植抵抗力

1. **细菌定植的概念**　各种微生物（细菌）经常从不同环境落到人体，并能在一定部位定居和不断生长，繁殖后代称为"细菌定植"。细菌定植是人类的机体与正常菌群或其他各种微生物在长期进化过程中形成的一种共生关系。定植微生物必须依靠人不断提供营养物质才能生长、繁殖，并能导致人体感染。

2. **定植的条件**　①必须具备黏附力；②必须有适宜的环境；③必须有相当的数量。

细菌的定植与宿主的生理体制是一种生态平衡过程。机体的免疫（防御）力强，细胞表面接受细菌黏附的可能性小，定植无法成功。即便定植成功，定植对宿主产生的刺激也可触发宿主机体的防御反应，并产生IgG抗体，制约定植的细菌。

3. 定植抵抗力　已在特定部位定植的正常菌群一般都具有抑制其他菌群再定植的能力，即定制抵抗力。

4. 去污染的概念　人为地将机体的正常菌群或已定植的细菌，全部或部分去除的防止感染的措施，分为全部去污染和选择性去污染两类。①全部去污染：术前给病人使用强力广谱抗生素，试图在"绝对无菌"条件下手术，防止术后感染。实践证明，这种方法往往达不到目的，甚至适得其反，而后被多数临床医生弃用。②选择性去污染：选用窄谱抗生素，有针对性地去除某一类细菌。

四、医院感染中常见的病原体

1. 医源感染常见病原体的特点　医院感染中常见病原体可分为细菌、病毒、真菌、肺孢子虫、弓形虫、疟原虫和衣原体等，其中以各种**细菌**最为常见，约占95%以上。所以，有人常把病原微生物笼统的称为病原菌或致病菌。

医院感染的病原体有以下几个特点：①大部分是人体正常菌群的转移菌或条件致病菌，对某些环境具有特殊的适应性，如表皮葡萄球菌和不动杆菌，能黏附于塑料表面，大肠埃希菌能够黏附在泌尿道的上皮细胞上，成为泌尿道感染的主要病原菌。②常为多重耐药菌株，有较强和较广的耐药性。③常侵犯免疫功能低下的宿主。医院感染的主要受害者是病人。主要有两个原因：首先，病人通常抵抗力差，对细菌较敏感。其次，病人往往会进行各项有创诊疗操作，增加细菌感染机会。

2. 医院感染中常见的细菌

（1）金黄色葡萄球菌：是**革兰阳性球菌**，属于葡萄球菌，凝固酶阳性的金黄色葡萄球菌是人体感染的主要致病菌，广泛分布于自然界、人的皮肤，人体与外界相通的腔道中。人群中带菌状态普遍，15%的人慢性携带致病性金黄色葡萄球菌。感染途径主要是通过污染的手导致人与人之间的传播，从破损的皮肤黏膜侵入，或食用含有金黄色葡萄球菌肠毒素的食物或吸入污染尘埃致病。有活动性金黄色葡萄球菌感染或大量该菌定植的病人可排出大量细菌，是院内感染的主要感染源。金黄色葡萄球菌可引起全身各系统感染性疾病；其耐甲氧西林金黄色葡萄球菌（MRSA）引起感染所占比例增加，越来越受重视。

（2）铜绿假单胞菌：是革兰阴性杆菌、非发酵菌、假单胞菌属。是医院感染的主要病原菌之一，广泛分布于医院的各种潮湿地方及物品上，对外界环境抵抗力较其他细菌强。可引起泌尿道伤口，皮肤及软组织等部位的感染。传播途径来自环境污染，如消毒液、尿壶、尿管等，医务人员的手。病人之间的交叉感染及病人自身的内源性感染。铜绿假单胞菌引起的医院感染发生率逐年上升，耐药谱广。

（3）大肠埃希菌：革兰阴性杆菌，分布于自然界的水和土壤中，是人和动物肠道的正常菌群，为条件致病菌。常引起泌尿道、腹腔、胆道、血液等部位感染。通过病人之间，工作人员与病人之间的接触或各种侵入性诊疗操作引起感染。

（4）肺炎克雷伯菌：革兰阴性菌，广泛存在于自然界的水和土壤中，是人和动物肠道及上呼吸道的正常菌群的组成部分；易在病人的上呼吸道定植，为ICU最常见的条件致病菌。可通过医护人员的手传播，能引起泌尿道，呼吸道，手术切口及血液的感染。

3. 医院感染中常见的其他病原体

（1）真菌：近年来，真菌引起的医院内感染呈现逐步增长的趋势，常见的真菌感染有热带念珠菌、白色念珠菌和曲霉菌。念珠菌感染多发生在长期应用广谱抗生素或免疫力低下的病人身上，导致深部感染。

（2）病毒：包括呼吸道合胞病毒、腺病毒、流感病毒、副流感病毒、柯萨奇病毒、巨细胞病毒、单纯疱疹病毒、HIV等。

试题精选

1.真菌引起的医院感染中，最常见的致病菌是

A.毛霉菌　　　　　　　　B.大肠埃希菌　　　　　　　C.肺炎克雷伯菌

D.白色念珠菌　　　　　　E.金黄色葡萄球菌

答案：**D**

2.医院感染中最常见的病原体是

A.病毒　　　　　　　　　B.细菌　　　　　　　　　　C.真菌

D.肺孢子虫　　　　　　　E.弓形虫

答案：**B**

（3—4题共用备选答案）

A.大肠埃希菌　　　　　　B.铜绿假单胞菌　　　　　　C.白色念珠菌

D.金黄色葡萄球菌　　　　E.肺炎克雷伯菌

3.ICU病房最常见的条件致病菌是

4.烧伤病房的主要病原菌是

答案：**3.E　4.B**

（5—6题共用备选答案）

A.金黄色葡萄球菌　　　　B.铜绿假单胞菌　　　　　　C.大肠埃希菌

D.肺炎克雷伯菌　　　　　E.白色念珠菌

5.以上对外界环境抵抗力最强的细菌是

6.ICU中最常见的条件致病菌是

答案：**5.B　6.D**

（7—8题共用备选答案）

A.金黄色葡萄球菌　　　　B.铜绿假单胞菌　　　　　　C.大肠埃希菌

D.肺炎克雷伯菌　　　　　E.真菌

7.广泛分布于人和动物的皮肤与外界相通的腔道中的病原体是

8.易在病人的上呼吸道定植的病原体是

答案：**7.A　8.D**

第 3 单元　医院感染监测

一、医院感染监测的类型

医院感染监测是用流行病学方法从宏观或群体角度分析和研究医院感染的分布特点和影响因素，探讨病原、流行原因及其发生、发展的规律；通过观察和检验，对信息、资料进行系统分析，制定预防及控制对策和措施，评价医院感染管理效果，达到控制和减少医院感染的目的，**分全面综合性监测和目标监测**。

1. 全面综合性监测

（1）医院感染发生率监测包括：①全院医院感染发生率的监测；②医院感染各科室发病率监测；③医院感染部位发病率的监测；④医院感染高危科室、高危人群的监测；⑤医院感染危险因素的监测；⑥漏报率的监测；⑦医院感染暴发流行病的监测；⑧其他监测等。

（2）病床数在 100 张以下医院感染发病率低于 7%，Ⅰ类切口手术部位感染率应低于 1%。100～500 张医院感染发病率低于 8%，Ⅰ类切口手术部位感染率应低于 0.5%；500 张以上的医院感染发病率低于 10%，Ⅰ类切口手术部位感染率应低于 0.5%。

2. 目标监测　目标检测是在全面综合性监测的基础上，针对高危人群、高发感染部位等开展的医院感染及其危险因素监测。①省（市）级以上医院及其他有条件的医院每年开展 1～2 项目标性监测。②监测目标应包括手术部位感染监测、医院感染监测、重症监护病房、新生儿病房医院感染监测及细菌耐药性监测。③县以上医院和床位数≥300 张的其他医院，应对医院感染病原体分布及抗感染药物的耐药性进行监测。④每项目标监测开展的期限不应少于 6 个月。⑤定期对目标监测资料进行分析、反馈及效果评价，提出改进措施；年终总结；监测结束，应有总结报告。

试题精选

1. 不属于全面综合性监测的类型是

A. 医院感染危险因素的监测　　　　　　B. 目标监测

C. 医院感染部位发病率的监测　　　　　D. 医院感染暴发流行的监测

E. 医院感染高危科室的监测

答案：**B**

二、医院感染监测方法

1. 资料收集

（1）查房。

（2）查阅病例。重点应放在细菌及真菌培养阳性的病人，长期使用免疫抑制药或抗菌药物的病人，发热和接受过手术或侵入性操作、恶性肿瘤、器官移植、免疫功能低下、长期卧床、昏迷及老人、幼儿、早产儿等易感病人。内容包括体温单、诊断、治疗、检查、病程记录及护理、会诊、手术、放射检查等资料。采用回顾性调查和前瞻性调查的方法。

（3）填写医院感染病例报告卡。凡符合"医院感染诊断标准"的病历应按说明认真逐项填写。

（4）编号建档。已确诊的医院感染病例即可编号建档。

2. **资料整理**　定期对收集到的各种监测资料进行系统分析。对资料进行分析、比较、归纳和综合，找出医院感染发生规律，为制定针对性预防措施提供依据。

对流行病学调查结果进行分析比较时不能直接应用收集来的绝对数值，而是计算出概率，以下是几种常用的指标及其统计方法。

（1）医院感染发病率：在一定时间和一定人群（住院病人）中新发生的医院感染的频率。计算公式为：

$$医院感染（例次）发病率 = \frac{同期新发医院感染病例（例次）数}{观察期间危险人群人数} \times 100\%$$

观察期间危险人群人数以同期出院人数替代。

（2）医院感染罹患率：统计处于危险人群中新发生医院感染的频率，分母是易感人群数，分子是该人群的一部分，表示较短时间和小范围内感染的暴发或流行情况。观察时间的单位可以是日、周或月。计算公式为：

$$医院感染罹患率 = \frac{观察期间医院感染病例数}{观察期间同期暴露于危险因素的人群人数} \times 100\%$$

（3）医院感染部位发生率：统计处于特定部位感染危险人群中新发生该部位医院感染的频率。分母是这个部位易感人群（危险人群）数，如术后切口感染发生率，分母是住院病人中接受过手术的病人总体，分子是手术病人中发生切口感染的病例数。计算公式为：

$$部位感染发生率 = \frac{同期新发生特定部位感染的例数}{同期处于该部位医院感染危险的人数} \times 100\%$$

（4）医院感染患病率：又称医院感染现病率，指一定时间或时期内，在一定危险人群（住院病历）中实施感染（新、老医院感染）例数所占百分比。观察时间在一天或一个时间点，称为时点患病率；在一段时间内称为期间患病率。计算公式为：

$$医院感染患病率 = \frac{同期存在的新旧医院感染病例数}{调查期间病人数} \times 100\%$$

医院感染患病率与医院感染发生率主要区别在于分子。发生率指在某一期间内住院人群中发生医院感染例数所占的比率；患病率指某一时间住院人群中现存医院感染病例所占的比率。观察期间未痊愈的医院感染均为统计对象，不管其发生的时间。患病率常高于发生率。现患率调查强调实查率，实查率达到90%～100%，统计分析的材料才有意义和说服力。实查率计算公式为：

$$实查率 = \frac{实际调查病人数}{调查期间住院病人数} \times 100\%$$

3. **资料分析**　将医院感染资料汇总后，应认真分析和反馈，通过准确的分析，为有针对性的减少医院感染发生提供方法和依据。

4. 资料报告　收集的资料经过整理分析后，除绘制成图表外，还应总结并写报告，交医院感染管理委员会，讨论判明医院感染的来源、危险因素、传播途径和易感人群等，提出预防措施。监测结果及报告按要求上报和分送有关医护人员。在院务和业务会议上，每月 1 次由感染监控人员报告医院感染监测、调查结果，作为进一步开展感染管理工作的基础和依据。

试题精选

医院感染罹患率是

A. 暴露组与非暴露组医院感染概率之比

B. 特定部位感染危险人群中新发生该部位医院感染的频率

C. 在一定时间和一定人群中新发生的医院感染的频率

D. 用来统计处于危险人群中新发生医院感染的频率

E. 一定时间内在一定危险人群中实际感染例数所占百分比

答案：D

三、医院感染暴发流行的调查

医院感染暴发指在某医疗机构或某科室住院病人中，短时间内发生 **3 例以上同种同源**感染病例的现象。

1. 调查方法　调查基本原则和主要手段：边调查边采取措施，争分夺秒阻止感染进一步发展。医院应对病人进行医院感染监测，掌握本地医院感染发病情况。医院感染流行或暴发趋势时应采取以下控制措施。

（1）临床科室及时查找原因，协助调查和执行控制措施。

（2）医院感染管理科必须及时进行流行病学调查处理，基本步骤：证实流行或暴发；提出初步假设，确定调查目标；现场调查；制定和组织落实有效的控制措施；分析调查资料；写出调查报告，经验总结，制定防范措施。

2. 医院感染暴发的报告　《医院感染管理办法》规定，医疗机构经调查证实发生以下情形时，应当于 **12 小时内**向所在地的县级地方人民政府卫生行政部门报告，并同时向所在地疾病预防控制机构报告。所在地县级人民政府卫生行政部门确认后，应当于 24 小时内逐级上报至省卫生行政部门；省卫生行政部门接到医院感染流行或暴发的报告后，应于 24 小时内上报国务院卫生行政部门。

（1）5 例以上医院感染暴发。

（2）由于医院感染暴发直接导致患者死亡。

（3）由于医院感染暴发导致 3 人以上人身损害后果。

3. 调查的分析　根据调查所得信息数据做感染病例空间、人间和时间分布描述及暴发因素分析和判断。①空间分布，又称地区分布，按科室、病房，外科还可按手术间来分析。观察病例是否集中在某一区域，同时计算并比较不同区域的罹患率。②人间分布，又称人群分布，主要是计算和比较有无暴露史的两组病人的罹患率。③时间分布，计算单位时间内发生感染的人群或罹患率。单位时间结果可用柱形图表示。④病例对照分析：根据三间分布特点的分析比较，推测传染源、传播途径和暴发流行因素，结合实验结果及措施效果做综合判断。

分析、比较，找出暴发流行的有关因素，验证并评估所采取措施的意义。

4. 调查报告的形式　①本次暴发流行的病原体、性质、临床表现及罹患率等。②感染来源的形成。③传播方式及有关因素的判断和推测。④导致暴发流行的起因。⑤采取措施及效果。⑥经验及教训。⑦需改进的预防控制措施等。

试题精选

某医院证实医院感染流行，医院报告当地卫生行政部门的时间为

A. 8 小时内　　　　　　　B. 12 小时内　　　　　　　C. 24 小时内

D. 36 小时内　　　　　　　E. 48 小时内

答案：B

第 4 单元　消毒与灭菌

一、消毒与灭菌的概念

1. 消毒　指能杀灭或消除外环境中传播媒介物上的病原微生物，达到无害化水平。

2. 灭菌　指能杀灭或清除医疗器械、器具和物品上一切微生物的处理。包括病原微生物及有害微生物，同时也包括非病原微生物及非有害微生物，包括细菌繁殖体、芽胞、真菌及真菌孢子。

3. 消毒灭菌的原则

（1）进入人体组织或无菌器官的医疗器械必须灭菌；接触皮肤黏膜的器具和用品必须消毒。

（2）重复作用的医疗器材、器械和物品，应先清洁，再消毒或灭菌；感染病人用过的医疗器械和物品，应先消毒清洗，再消毒或灭菌。

（3）耐热、耐湿的手术器械，首选高压蒸汽灭菌，不应采用化学消毒液浸泡灭菌。

（4）使用高、中、低效消毒剂时，配制时应注意有效浓度，定期监测。

（5）医疗机构消毒工作中使用的消毒产品应经过卫生行政部门审批或符合相应的标准技术规范，并且使用时应遵循使用的范围、方法和注意事项。

试题精选

1. 灭菌的概念是

A. 用物理或化学方法杀灭除芽胞以外的所有病原体及其他有害微生物

B. 用物理或化学方法杀灭包括芽胞在内的所有病原体及其他有害微生物

C. 用物理方法清除污染物表面的有机物和污迹、尘埃

D. 用物理或化学方法杀灭包括芽胞在内所有微生物

E. 用物理或化学方法杀灭除芽胞以外的其他微生物

答案：D

2. 传染病人用过的医疗物品和器材的消毒处理程序是

A. 彻底清洗 → 去污 → 消毒

B. 彻底清洗 → 消毒 → 消毒

C. 去污 → 彻底清洗 → 消毒

D. 消毒 → 消毒 → 彻底清洗

E. 消毒 → 彻底清洗 → 消毒

答案：E

二、医用物品的消毒与灭菌

1. 消毒作用水平

（1）灭菌水平：是杀灭**一切微生物（包括细菌芽胞）**达到保证无菌水平，包括热力灭菌、电离辐射灭菌等物理灭菌法，以及采用环氧乙烷、过氧乙酸、过氧化氢、甲醛，戊二醛等消毒剂，在合适的浓度及作用时间进行灭菌的方法。

（2）高水平消毒法：杀灭一切细菌繁殖体，包括结核分枝杆菌、病毒、真菌及其孢子和绝大多数细菌芽胞，达到消毒效果的方法，常用含氯消毒液，二氧化氯、过氧乙酸、过氧化氢、臭氧、碘酊等，在合适的浓度及作用时间进行消毒的方法。

（3）中水平消毒法：杀灭和去除细菌芽胞以外的各种病原微生物的消毒方法，包括碘类消毒剂（碘伏）、醇类和氯己定的复方和季铵盐类化合物的复方、酚类等消毒剂，在合适的浓度及作用时间进行消毒的方法。

（4）低水平消毒法：只能杀灭细菌繁殖体（分枝杆菌除外）和亲脂病毒的化学消毒剂及通风换气、冲洗等机械除菌法，如季铵盐类消毒剂（苯扎溴铵），双胍类（氯己定）等方法，在合适的浓度及作用时间进行消毒的方法。

2. 医用物品的危险性分类　医用物品对人体的危险性指物品污染后造成危害的程度，根据其危害程度分 3 类。

（1）高度危险性物品：进入人体无菌组织或器官、脉管系统，或无菌体液从中流过的物品，或与破损的组织、皮肤黏膜密切接触的器械和用品，如手术器械、各种穿刺针、输血与输液器材、植入物、透析器、腹腔镜、心脏导管和活检钳等。

（2）中度危险性物品：与完整的皮肤黏膜相接触，不进入人体无菌组织、器官和血流，也不接触破损的皮肤黏膜，如麻醉机管道、避孕环、呼吸机管道、胃肠道内镜、气管镜、压舌板、喉镜、体温表等。

（3）低度危险性物品：微生物污染对人体无害，只有当受到一定量病原菌污染时才造成危害。物品和器械直接或间接地和健康无损的皮肤接触，如便器、餐具、茶具、墙面、桌面、床面、被褥、痰盂、一般诊断用品（听诊器、听筒、血压计袖带等）病历等。

3. 选择消毒、灭菌方法的原则

（1）根据物品污染后的危害程度。①高度危险的物品：必须用**灭菌**方法。②中毒危险性物品：可选用中水平或高水平消毒法，如内镜、体温表等中毒危险性物品须用高水平消毒法。③低度危险性物品：用低水平消毒法，或只做一般清洁。

（2）根据物品上污染微生物的种类、数量和危害性。①受到细菌芽胞、真菌孢子、分枝杆菌和经血传播病原体（乙型肝炎病毒、丙型肝炎病毒、HIV病毒等）污染的物品，采用高水平消毒法或灭菌法。②受到真菌、亲水病毒、螺旋体、支原体和病原微生物污染物品采用中水平以上消毒法。③受到一般细菌和亲脂病毒等污染物品采用中水平或低水平消毒法。④存在较多有机物的物品消毒和消毒物品上微生物污染特别严重时；加大消毒剂的剂量和（或）延长作用时间。

（3）根据消毒物品的性质。①耐高温，耐湿度的物品和器械：首选压力蒸汽灭菌。耐热的油剂类和干粉类等采用干热灭菌。②不耐热，不耐湿，及贵重物品：环氧乙烷或低温甲醛气体消毒、灭菌。③器械的浸泡灭菌：选用对金属基本无腐蚀性的消毒剂。④物品表面消毒：光滑表面选紫外线近距离照射，或液体消毒剂擦拭；多孔材料表面宜采用浸泡或喷雾消毒。

4. 常用的消毒灭菌方法

（1）压力蒸汽灭菌

①适用范围：用于耐高温、高湿的医用器械和物品的灭菌。不能用与凡士林等油类和粉类的灭菌。高压蒸汽灭菌法是应用最普遍，效果最可靠的灭菌方法。

②类型：压力蒸汽灭菌器根据排放冷空气的方式和程度不同，分为下排气式压力蒸汽灭菌和预真空压力蒸汽灭菌器两大类。

③灭菌前物品准备。

④压力蒸汽灭菌器操作程序。

⑤灭菌后处理：灭菌后的物品放在无菌区的柜橱（或架子上，推车内）；置于离地面20～25cm，天花板50cm，墙远于5cm处的搁物架上，顺序排放，分类放置，并加盖防尘罩；无菌物品贮存可关闭并设有清洁与消毒设施，专室专用，专人负责；储存的有效期为棉布和开启式容器的包装材料夏天7天，冬天10～14天，其他包装材料如一次性无纺布，一次性复合型纸，至少6个月以上。

（2）干热灭菌：适用于耐热、不耐湿、蒸汽或气体不能穿透物品的灭菌，如油脂、粉剂和金属、玻璃等制品。

（3）紫外线消毒：适用于室内空气和物体表面的消毒。

（4）化学消毒剂

① 2% 戊二醛：灭菌剂，广谱，高效，对金属腐蚀性小。

适用范围：不耐热的医疗器械和器具和物品的消毒和灭菌。

使用方法：将洗净、干燥的医疗器械、器具与物品放入 2% 的戊二醛中完全浸没，并除去器械表面的气泡，容器加盖，消毒作用到产品说明书规定的时间，灭菌作用为 10 小时。采用无菌方法取出后用无菌水反复冲洗干净，再用无菌敷料或纱布擦拭干净后使用。

②过氧乙酸：灭菌剂，广谱，高效，低毒性。对金属及织物有腐蚀性，浓度为 16%～20%（g/ml）。

适用范围：耐腐蚀物品、环境、室内空气等的消毒。

使用方法：a.浸泡法，针对一般污染物品，用 1000～2000mg/L 过氧乙酸溶液浸泡 30 分钟，对耐腐蚀器械进行高水平消毒时采用 5000mg/L 过氧乙酸冲洗作用 10 分钟后，用无菌水反复冲洗干净，再用无菌敷料或纱布擦拭干净后使用。b.擦拭法，适用于大件物品或其他不能用浸泡法者。c.配制时，忌与碱或有机物混合。d.金属制品与织物浸泡消毒后，及时用清水冲净。e.使用浓溶液时，如溅入眼内或皮肤黏膜上，及时用清水反复冲洗。

③过氧化氢：高效消毒剂，广谱、高效、速效、无毒性。对金属及织物有腐蚀性。

适用范围：外科伤口、皮肤黏膜冲洗消毒，室内空气消毒。

使用方法：a.浸泡法，将清洗、晾干的物品浸没于装有3%过氧化氢的容器中，加盖，浸泡30分钟。b.擦拭法适用于大件物品或其他不能用浸泡法的物品。

④含氯消毒剂：高效消毒剂，广谱、速效、低毒或无毒。对金属有腐蚀性，对织物有漂白作用。

适用范围：物品、物体表面、分泌物或排泄物的消毒。

使用方法：a.浸泡法：细菌繁殖体污染的物品用有效氯200mg/L消毒液10分钟以上；一般细菌和亲脂病毒污染的物品用含有效氯500mg/L消毒液浸泡30分钟以上；经血传播病原体、分枝杆菌和细菌芽胞污染物品用含有效氯2000～5000mg/L消毒液浸泡30分钟以上。b.擦拭法：适用于大件物品或其他不能用浸泡法的物品。c.喷洒法：一般污染的物品表面，用1000mg/L消毒液均匀喷洒30分钟以上；经血传播病原体结核杆菌等污染的物品表面的消毒，用含有效氯2000mg/L的消毒液均匀喷洒1小时以上。d.干粉消毒法：对排泄物的消毒。

⑤乙醇：中效消毒剂，无毒，对皮肤黏膜有刺激性、对金属无腐蚀性，易挥发。

适用范围：手、皮肤、物体表面及诊疗器械等的消毒。

使用方法：a.浸泡法：细菌繁殖体污染医疗器械等用75%乙醇溶液浸泡10分钟以上。b.擦拭法：75%乙醇棉球擦拭皮肤消毒。

⑥碘伏：中效消毒剂，低毒，对皮肤黏膜无刺激，对二价金属有腐蚀性。

适用范围：手、皮肤，黏膜及伤口的消毒。

使用方法：a.浸泡法：细菌繁殖体污染物品用含有效碘伏250mg/L消毒液浸泡30分钟。b.擦拭法：外科洗手用含有有效碘2500～5000mg/L消毒液擦拭3分钟；手术及注射部位的皮肤用含有效碘2500～5000mg/L消毒液局部擦拭3遍，作用2分钟；口腔黏膜及创口用含有500～1000mg/L消毒液擦拭，作用3～5分钟；c.冲洗法：阴道黏膜及伤口黏膜创面用含有效碘250mg/L消毒液冲洗3～5分钟。

⑦氯己定：均属低效消毒剂，对皮肤黏膜无刺激性，对金属和织物无腐蚀性。

适用范围：外科洗手消毒、手术部位皮肤消毒、黏膜消毒等。

使用方法：浸泡、擦拭和冲洗等方法。

（5）清洗：①手工清洗；②超声波清洗器；③清洗消毒器。

试题精选

1.属于高度危险性医疗物品的是

A.麻醉机管道　　　　　　B.压舌板　　　　　　C.肛表

D.气管镜　　　　　　　　E.手术用剪刀

答案：E

2.不耐热不耐湿的物品消毒宜用

A.环氧乙烷气体熏蒸　　　B.过氧乙酸熏蒸　　　C.高压蒸汽法

D.含碘类消毒剂　　　　　E.醇类消毒液

答案：**A**

3. 可达到高水平消毒法的是

A. 碘伏   B. 苯扎溴铵   C. 过氧化氢

D. 洗必泰   E. 乙醇

答案：**C**

4. 不属于中度危险性医疗物品的是

A. 肠镜   B. 透析器   C. 呼吸机管道

D. 胃镜   E. 肛表

答案：**B**

（5—7题共用备选答案）

A. 清洁剂   B. 高效消毒剂   C. 灭菌剂

D. 中效消毒剂   E. 低效消毒剂

5. 苯扎溴铵属于

6. 过氧乙酸属于

7. 聚维酮碘属于

答案：5. E   6. C   7. D

三、消毒灭菌效果监测

1. 化学消毒剂 ①生物检测：消毒剂**每季度一次**，细菌含量必须**<100cfu/ml**，不得检出致病性微生物。灭菌剂**每月1次，不得检出任何微生物**。生物监测是监测高压蒸汽灭菌效果监督最可靠的方法。②化学检测：含氯消毒剂、过氧乙酸等每天检测；戊二醛**每周不少于1次**。同时对消毒、灭菌物品进行效果监测，消毒物品不得检出致病性微生物，灭菌物品不得检出任何微生物。

2. 压力蒸汽灭菌 ①物理监测：每次灭菌应连续监测并记录灭菌时温度、压力、时间等参数。②化学检测：每包包内包外化学指示卡监测，预真空压力蒸汽灭菌器每天灭菌前进行B-D试验。③生物监测：每周进行一次。新灭菌器使用前、对拟采用的新包装容器、摆放方式、排气方式及特殊灭菌工艺均须先行生物监测，合格后才用。④B-D测试：预真空压力蒸汽灭菌器每日开始灭菌前进行B-D测试，测试合格后，灭菌器方可使用。

3. 环氧乙烷气体灭菌 ①每锅工艺监测。②每包化学监测。③每月生物监测。

4. 紫外线消毒 ①新灯管儿照射强度不低于**90～100μW/cm²**。②使用中灯管不低于**70μW/cm²**。③照射强度监测**每6个月1次**。④生物监测必要时进行，经消毒后的物品或空气中的自然菌减少90.00%以上，人工染菌杀灭率应达到99.00%。

5. 内镜 ①胃镜、肠镜、喉镜、气管镜等各种消毒后的内镜。每季度监测，细菌数**≤20cfu/件**；②各种灭菌后的内镜（如腹腔镜、关节镜、胆道镜、膀胱镜、胸腔镜等）和活检钳等，每月监测，均不得检出任何微生物。

6. 血液净化系统 每月对入、出透析器的透析液进行监测。检查结果超过规定标准值时，再复查。标准值为：①透析器入口液的**细菌总数≤200cfu/ml**。②出口液的细菌总数≤2000cfu/ml，不得检出致病微生物。

试题精选

1. 消毒剂效果监测方法错误的是
A. 消毒剂生物监测每季度 1 次   B. 灭菌剂生物监测每个月 1 次
C. 含氯消毒剂化学监测每天 1 次   D. 过氧乙酸化学监测每天 1 次
E. 戊二醛化学监测每天 1 次
答案：E

2. 内镜消毒灭菌方法正确的是
A. 气管镜每季度监测   B. 胃镜的细菌数≤ 50cfu/ 件
C. 肠镜的细菌数≤ 200cfu/ 件   D. 灭菌后的膀胱镜每季度监测
E. 灭菌后的关节镜的细菌数≤ 20cfu/ 件
答案：A

3. 压力蒸汽灭菌前需要做 B-D 试验，该实验的检测方法属于
A. 化学监测   B. 生物监测   C. 物理监测
D. 照射强度监测   E. 反应监测
答案：A

第 5 单元 手、皮肤的清洁和消毒

一、手卫生

1. 手部的微生物 手部皮肤细菌分暂住菌和常住菌。暂住菌通过接触附在皮肤上，常规洗手容易清除。常住菌为在皮肤上定植的正常菌群，不易被机械的摩擦清除。

2. 洗手设备 ①病房及各诊疗科室应设流动水设施，开关用脚踏式、肘式或感应式。②肥皂应保持清洁、干燥，有条件的医院可用液体皂。③可选用纸巾、风干机，擦手毛巾等擦干双手。擦手毛巾应保持清洁、干燥，每天消毒。④不便于洗手时，应配备快速手消毒剂。

3. 洗手指征 ①直接接触病人前后。②手明显污染或被血液、体液和蛋白性物质污染。③接触不同病人或从病人身体的污染部位移动到清洁部位时。④无菌操作前后。⑤处理清洁或无菌物品之前。⑥处理污染物品后。⑦穿脱隔离衣前后、摘手套后。⑧接触病人的血液、体液、分泌物、排泄物、黏膜、破损皮肤或伤口敷料后。⑨进入和离开病房前、饭前和休息后。⑩接触伤口前后以及护理特殊病人前后。

4. 洗手方法 用清洁剂揉搓掌心、手背、拇指、指尖、指腹、指缝、手指关节、腕部，每部位时间 10 ～ 15 秒，用流动水洗净。

5. 手消毒 手消毒指征：①进行无菌操作前。②进行介入性操作前后，即使戴无菌手套

也应该进行手消毒。③诊治、护理免疫功能低下的病人之前。④进入和离开隔离病房、穿脱隔离衣前后。⑤接触血液、体液和被污染的物品后。⑥接触特殊感染病原体后。

（1）外科手消毒：①先刷洗后消毒手臂法：无菌刷接取肥皂液，自指尖、手、腕、前臂、肘部至上臂下 1/2，按顺序刷洗 3 遍，每遍 3 分钟，共约 10 分钟。刷洗时，双手稍抬高，刷净甲沟、指尖及腕部；每遍刷完均用流水冲净。冲洗时，水经手、上臂至肘淋下；手不能在最低位，以免臂部的水反流至手。刷洗完取无菌巾从手向肘部擦干。手、臂若碰触其他物品必须重新刷洗。②消毒手、臂：刷洗双手和前臂后，用无菌水冲净，待自然干或用无菌巾擦干后，醋酸氯己定－乙醇（异丙醇或乙醇）消毒液 3～5ml 涂擦手和前臂，1 分钟左右即干，戴无菌手套。③连续进行手术的洗手消毒法：连续进行下一项手术，按外科手消毒法再次洗手。

（2）卫生手消毒：医务人员进行各种操作前，用肥皂及流动水冲洗双手。各种操作后，行手的卫生消毒。①各种治疗、操作前的消毒：医务人员以肥皂和流动水洗手。被感染性材料污染，应用有效消毒剂搓擦 2 分钟，再用流动水和肥皂洗净、擦干后操作。②连续治疗和操作的消毒：连续治疗和操作时，每接触一个病人后用肥皂和流动水洗手或用快速手消毒剂搓擦 2 分钟，用氧化电位水洗手消毒也可。③接触传染病病人后手的消毒：为特殊传染病人检查、治疗、护理前，戴一次性手套或无菌手套，每接触一个病人更换一副手套，操作结束后用肥皂或抗菌皂液及流动水洗手；双手直接为传染病病人检查、治疗、护理或处理传染病人污染物后，污染双手用消毒液揉搓 2 分钟，再用肥皂和流动水洗手；连续检查、治疗和护理病人，每接触一个病人后用肥皂及流动水洗手，再用快速手消毒剂搓擦 2 分钟；接触污染物品、微生物实验室操作后手的消毒：接触污染源之前，戴一次性手套或乳胶手套再操作，操作后脱手套用肥皂及流动水洗净。④注意事项：用肥皂和流动水将手彻底洗净双手；手与病人接触后和微生物污染源接触后（包括脱掉手套后）必须用肥皂及流动水和用含醇的手消毒剂洗净双手手部皮肤和指甲的所有表面；侵入性操作前如放置血管导管，可选用快速手消毒剂进行洗手消毒；外科洗手应将双手和前臂、指甲等彻底洗净后，再按程序做外科手消毒。

常用手消毒剂：①氧化电位水；②含胍类（醋酸氯己定等）或醇类复配的手消毒液；③75%乙醇溶液或70%异丙醇溶液；④含有效碘 500mg/L 的碘仿溶液。

试题精选

1. 不需要洗手的情况是

A. 护理两名病人之间　　　　B. 穿隔离衣后　　　　C. 无菌操作之前

D. 配餐前　　　　E. 与病人交谈后

答案：E

2. 当手被传染病患者的体液污染时应采用的洗手方法是

A. 反复洗手

B. 用肥皂水浸泡双手

C. 先洗手，再用消毒剂搓洗 2 分钟

D. 先将手用消毒剂搓洗 2 分钟，再洗手

E. 外科洗手消毒法

答案：D

二、皮肤黏膜消毒

1. 皮肤消毒

（1）注射部位皮肤消毒

消毒方法：①用浸有碘伏消毒液的无菌棉球局部擦拭 2 遍，作用时间遵循产品使用说明。②使用碘酊原液直接涂擦皮肤表面 2 遍以上，作用时间 1 ～ 3 分钟，待稍干后再用 70% ～ 80% 乙醇脱碘。③使用有效含量 ≥ 2g/L 氯己定 – 乙醇溶液局部擦拭 2 ～ 3 遍，作用时间遵循产品说明书。

消毒范围：皮下、肌内、静脉注射，针灸部位、诊疗性穿刺等消毒方法。以注射或穿刺部位为中心，由内向外缓慢旋转，逐步涂擦 2 次，面积 ≥ 5cm×5cm。血管内留置导管及引流处每天处理后用无菌敷料封盖。

（2）手术切口部位的皮肤消毒

①准备：手术部位的皮肤应先清洁；②消毒方法：使用浸有碘伏消毒液的无菌棉球或皮消局部擦拭 2 遍，作用时间 ≥ 2 分钟。③消毒范围：按皮肤消毒方法在术野及其外 15cm 以上部位由内向外擦式。

（3）传染病病原体污染皮肤黏膜消毒：彻底冲洗，采用碘伏原液擦拭作用 3 ～ 5 分钟，或用乙醇、氯己定制成的消毒液等擦拭消毒，作用 3 ～ 5 分钟。

2. 黏膜消毒

（1）会阴部及阴道手术消毒：① 5000mg/L 用碘伏皂液棉球依次擦洗大、小阴唇，两侧大腿内侧上 1/3，会阴及肛门周围，再用 5000mg/L 碘伏液棉球涂擦外阴，完全干燥后（3 ～ 5 分钟）再次同样涂擦消毒。②子宫切除术前晚，有效碘 250mg/L 的碘伏或 5000mg/L 醋酸氯己定溶液擦洗阴道 1 次；术前 2 小时再擦洗 1 次；用含有效碘 250mg/L 的碘伏或醋酸氯己定溶液行阴道冲洗消毒。③氧化电位水冲洗消毒。

（2）口腔和咽部消毒：①含有效碘 500mg/L 的碘伏、1％过氧化氢和氧化电位水含漱消毒。②复方硼酸溶液、过氧化氢等漱口，硝酸银溶液或 5000mg/L 碘仿局部涂抹。

（3）新生儿脐带消毒：碘酊和 75％乙醇或含 5000mg/L 有效碘的碘伏处理。

试题精选

不宜用于手部消毒的是

A. 氯己定　　　　　　　　　B. 碘伏　　　　　　　　　C. 戊二醛

D. 苯扎溴铵　　　　　　　　E. 醇类消毒液

答案：C

第6单元 医院环境的消毒

一、医院空气消毒

1. 医院环境的分类及空气卫生学标准

（1）医院环境分为四类区域：Ⅰ类环境包括层流洁净手术室和层流洁净病房。Ⅱ类环境包括普通手术室、助产室、婴儿室、早产儿室、普通保护性隔离室、供应室无菌区、烧伤病房、重症监护房。Ⅲ类环境包括儿科病房、妇产科诊查室、注射室、换药室、治疗室、供应室清洁区、急诊科、化验室、各类普通病室和房间。Ⅳ类环境指传染科和病房。

（2）各区域的空气卫生学标准：消毒合格的标准：①细菌总数。Ⅰ类环境 ≤ 10cfu/m³；Ⅱ类环境 ≤ 200cfu/m³；Ⅲ类环境 ≤ 500cfu/m³；②未检出致病菌。

2. 医院不同区域空气的消毒方法

（1）Ⅰ类环境：采用层流通风的方法。

（2）Ⅱ类环境：①循环风紫外线空气消毒器：采用低臭氧紫外线灯制备，消毒环境中臭氧浓度低于 0.2mg/m³，对人体安全。②静电吸附式空气消毒器：一个 20～30m² 的房间内，使用一台大型静电式空气消毒器，消毒 30 分钟后，可达国家卫生标准。③注意事项：所用消毒器的循环风量（m³/h）是房间体积的 8 倍以上；经试验证明的某些小型的上述消毒器不能达到上述消毒效果的，不宜用于Ⅱ类环境空气消毒；Ⅱ类环境均为有人房间，需采用对人无毒无害，且可连续消毒的方法。

（3）Ⅲ类环境：①Ⅱ类环境使用的方法均可采用。②臭氧消毒。要求达到臭氧浓度 ≥ 20cfu/m³，在 RH ≥ 70% 条件下，消毒时间 ≥ 30 分钟。消毒时人需离开房间。③紫外线消毒：一般按每立方米空间装紫外线灯瓦数 ≥ 1.5W，计算出装灯数。紫外线兼有表面消毒和空气消毒的双重作用，须安装在桌面上方 1m 处。照射时间应 > 30 分钟。直接照射消毒室，人不得在室内。

试题精选

（1—2题共用备选答案）

A. 细菌总数 ≤ 10cfu/cm³　　B. 细菌总数 ≤ 200cfu/cm³　　C. 细菌总数 ≤ 10cfu/cm²

D. 细菌总数 ≤ 200cfu/cm²　　E. 细菌总数 ≤ 500cfu/cm³

1. 婴儿室的空气卫生学标准为

2. 洁净手术室的空气卫生学标准为

答案：1. B　2. A

（3—5题共用备选答案）

A. 洁净手术室　　B. 层流洁净病房　　C. 婴儿室

D. 儿科病房　　E. 传染病房

3. 空气卫生学标准细菌总数 ≤ 500cfu/cm³ 的是

4. 物体表面卫生学细菌总数 ≤ 15cfu/cm³ 的是

5. 空气卫生学标准细菌总数 ≤ 200cfu/cm³ 的是

答案：3. D 4. E 5. C

二、医院环境的清洁与消毒的原则和方法

①一般环境以清洁为主，如有医疗机构血渍、体液、粪便、呕吐物等污染或其他特殊地点可加用消毒方法。②环境定时清扫，随时保持清洁、干净。③清洁程度遵循从洁到污原则。清扫病人房间先一般病人，后感染病人。④采用湿布拖把清洁，避免灰尘飞扬。⑤病人房间家具清洁做到一人一桌一巾。⑥清扫和拖地时使用的水和拖把注意及时更换和清洗。⑦水桶、拖布、抹布用后以含氯消毒剂消毒、洗净、悬挂晾干。

试题精选

炭疽患者用过的治疗性废物和有机垃圾应

A. 含氯消毒剂浸泡消毒   B. 环氧乙烷熏蒸   C. 焚烧

D. 过氧乙酸喷洒   E. 掩埋地下

答案：C

第 7 单元 隔离与防护

一、隔离的基本原理和技术

1. 隔离的基本原理

（1）定义：将处于传染期的病人、可疑传染病人和病原携带者同其他病人隔开，或将感染者置于不能传染给他人的条件和环境下，即称为隔离。

（2）目的：切断感染链中的传播途径，保护易感者，最终控制或消灭感染源。从医疗角度讲"隔离"目标是防止感染扩散并最终消灭或控制感染源。

（3）对象：①一般隔离：疑似或确诊具有传染性的病人。②保护性隔离：免疫功能低下的易感宿主。③混合性隔离：疑似或确诊具有传染性的病人，因其他问题存在免疫功能低下的病人。

（4）感染链及控制方法：感染源、传播途径、易感宿主是感染链的三要素。控制感染的主要手段是阻止感染链形成，而最简单、直接、有效的手段是利用各种隔离技术切断传播途径。

2. 隔离技术

（1）隔离室区域的设立：应包括三区、二通道、二缓冲区，即清洁区、半清洁区和污染区，洁污通道，两区之间设立缓冲区。缓冲区内设有洗手设施，并备有口罩、隔离衣、帽子、手套等防护用物。隔离区的设立要符合洁污分开的原则，防止感染的播散。各区域应用不同颜色的标识加以区分。独立空调，感染病人房间为负压，保护性隔离病人为正压；空气在排除室外或流向其他区域之前应经过高效过滤；如无单独房间，同类传染病人可住同一房间，床距保持 1m 以上。

（2）口罩：医护人员在有创操作中或近距离接触病人时，需戴外科口罩。医务人员接触通过空气传播的呼吸道传染病时需要戴医用防护口罩。

（3）手套：可能接触病人血液、体液、分泌物、排泄物、呕吐物、污染的敷料、引流物时戴一次性手套。手套破损后不可再使用。

（4）隔离衣：衣服有可能被传染性的分泌物、渗出污染时才用隔离衣。对患者实施保护性隔离时使用隔离衣。

（5）物品处理：①可重复使用物品，如医疗仪器、器械、衣服和床单等受到传染性病原体污染时，用后以黄色包装袋隔离，经灭菌后方可使用。②体温计专人使用，用后经高水平消毒才能用于其他病人。③血压计、听诊器应与其他病人分开，同病源感染者可共用。④不可重复使用的物品，用后丢弃在黄色垃圾袋中，按照感染性废物处理。⑤病历不要接触感染物或污染物品，不带进隔离室。否则应灭菌后使用。⑥检验标本应放在有盖容器内，运送时在盒外再用一个袋子套好，并做标记。标本经灭菌处理后丢弃。

（6）探视人员的管理：隔离室通常不接待探视。

（7）隔离室的终末消毒：病人解除隔离或已不再排除感染物或死亡后的病室环境消毒。消毒对象是与病人接触过的设施。物品及病人血液、体液分泌物污染的地方，必须行终末消毒。

试题精选

1. 不属于隔离的对象是
A. 处于传染期的病人　　　　　B. 可疑传染病人　　　　　C. 传染期的病原携带者
D. 外科手术病人　　　　　　　E. 免疫功能低下者
答案：**D**

2. 传染病区设置隔离室的主要目的是
A. 为病人提供良好的休息环境　　　　　　　　　　B. 便于治疗
C. 将感染源与传播途径分开　　　　　　　　　　　D. 保护患者
E. 方便探视
答案：**C**

二、隔离的种类和措施

1. 隔离的种类

（1）**严密隔离**：具有高度传染性、死亡率高的烈性传染病需采用的隔离方式。用于霍乱、鼠疫、天花等。

（2）**接触隔离**：传染性强或有重要流行病学意义，经接触传播但不必严密隔离的感染采用的隔离方式。用于皮肤白喉、多重耐药的金黄色葡萄球菌感染、大面积烧伤、破伤风、气性坏疽、脓包病等。

（3）**呼吸道隔离**：预防空气中的飞沫传播的感染性疾病隔离方式。用于肺结核、麻疹等。

（4）**血液体液隔离**：为防直接或间接接触传染性血液，经粪口传播的感染。用于伤寒、甲型肝炎、脊髓灰质炎、感染性腹泻、细菌性痢疾等。

2. 标准预防的原则和措施　标准预防是将病人的血液、体液、分泌物（不包括汗液）均视为具有传染性，接触这些物质以及病人黏膜和非完整皮肤时必须采取相应措施进行隔离预防，以降低医务人员和病人、病人和病人之间的微生物传播的危险性。具体措施如下。

（1）洗手：①可能接触病人的血液体液、分泌物、排泄物、呕吐物污染的器械后应立即洗手。即使戴手套，脱去手套后应洗手。②在两病人间当手可能传播微生物污染环境时；接触同一病人身体不同部位应洗手。③日常工作卫生洗手，使用普通肥皂，快速洗手。④为控制暴发使用抗菌剂或手消毒剂。

（2）手套：①医务人员接触血液、体液、排泄物、分泌物、呕吐物及破损的皮肤黏膜时戴手套。②手套可防医务人员把自身手上的菌群转给病人，手套不能代替洗手。

（3）面罩、护目镜和口罩：可减少病人的体液、血液、分泌物等传染性液体物质飞溅到医护人员眼镜、口腔及鼻腔黏膜。

（4）隔离衣：①为防被污染性的血液、分泌物、渗出物、飞溅的水和大量传染性材料污染时才用。②脱去隔离衣后立即洗手。

（5）可重复使用的设备：用过的设备被血液、体液、分泌物、排泄物污染，应确保在下一病人使用前清洁干净和消毒灭菌，一次性使用的部件应弃去。

（6）环境控制：在彻底清洁基础上，适当地消毒床单、设备和环境的表面（床栏杆、床侧设备、轮椅、洗脸池、门把手等）。

（7）被服：触摸、传送被血液、体液、分泌物、排泄物、呕吐物污染的被服时，避免扰动，以防微生物污染其他病人和环境。

（8）锐器处理：为防止使用后的污染利器（针、刀、其他利器）刺伤，小心处理用过的尖锐物品（针及手术刀），如使用后针头不复帽且不复用，不用手去除针头，若要人为去除针头时，应使用其他技术和可用器械设备除去针头。用后的针头及尖锐物品应弃于耐刺硬壳防水容器内。

试题精选

1. 标准预防的原则为
A. 把所有病人的血液、体液、分泌物、排泄物均视为具有传染性，进行隔离预防
B. 把所有病人的血液、体液、汗液视为具有传染性，进行隔离预防
C. 把传染病人的分泌物、排泄物、汗液视为具有传染性，进行隔离预防
D. 把传染病人的血液、体液、汗液视为具有传染性，进行隔离预防
E. 把传染病人的血液、体液、分泌物、排泄物，视为具有传染性进行隔离预防
答案：A

2. 护士对水痘病人采取的隔离措施错误的是
A. 每个房间都要进行适当通风
B. 有条件可使用负压病房
C. 护士戴高效口罩
D. 限制病人的活动范围，如病人离开病房应戴口罩
E. 采用呼吸道隔离
答案：D

3. 需要进行呼吸道隔离的疾病为

A. 艾滋病   B. 脊髓灰质炎   C. 伤寒

D. 麻疹   E. 鼠疫

答案：**D**

4. 无须进行消化道隔离的疾病是

A. 麻疹   B. 甲型肝炎   C. 戊型肝炎

D. 伤寒   E. 感染性腹泻

答案：**A**

5. 需要进行接触隔离的疾病是

A. 大面积烧伤   B. 霍乱   C. 梅毒

D. 麻疹   E. 结核病

答案：**A**

三、特殊感染预防

控制特殊传播方式的感染，包括空气传播疾病、飞沫传播疾病以及接触传播疾病。除执行标准预防外，需根据疾病传播类型增加基于传播方式的隔离预防措施。

1. 对经空气传播疾病的隔离预防　飞沫核 ≤ 5μm，如结核、水痘、麻疹。①每个房间都要进行适当通风，有条件使用负压病房；②进入室内的工作人员应戴医用防护口罩；③病人需限制在病房活动。

2. 对经飞沫传播疾病的隔离预防　飞沫核 > 5μm，如细菌性脑膜炎、白喉、呼吸道合胞病毒感染等。①进入室内的工作人员应戴外科口罩。②无条件时，同种疾病病人可同住一室。③限制传染病人的活动范围，如病人离开病房，应戴口罩。

3. 对经接触传播疾病的隔离预防　接触隔离视为预防具有高度传染性或有重要流行病学意义，并经接触传播的病原体感染而应用的隔离方式。需隔离的疾病或情况：皮肤白喉、大面积烧伤以及多重耐药细菌（MRSA、VRE、艰难梭菌、泛耐药鲍曼不动杆菌等）感染病人的隔离等。

①尽可能单人单间，或同种疾病病人在一起，进入病房应戴手套、穿隔离衣。②限制病人的活动范围、减少转运。③专用的隔离标识。④限制探视人员。

🗔 试题精选

对白喉病人的隔离措施不当的是

A. 减少家属探视

B. 护士进入病房处置时应戴口罩

C. 使用正压

D. 限制病人的活动范围

E. 条件不允许时，同一发病期间的同种病原微生物感染的两个病人可同住一室。

答案：**C**

第 8 单元　合理使用抗感染药物

一、抗感染药物的作用机制及细菌耐药机制

1. **抗感染药物机制**　①干扰细菌细胞壁合成。②损伤细胞膜。③影响细菌蛋白质合成。④抑制细菌核酸合成：如喹诺酮类抗菌药。

2. **细菌耐药机制**　细菌耐药性分为天然耐药和获得性耐药两大类。合理使用抗菌药物是预防和控制医院感染的重要措施之一。

试题精选

抗感染药物的作用机制不包括
A. 抑制细菌核酸的合成　　　　B. 影响细菌细胞壁的合成
C. 细菌缺乏药物的靶位点　　　D. 干扰细菌蛋白质的合成
E. 损伤细菌的细胞膜
答案：**C**

二、抗感染药物的管理和合理使用原则

1. **抗感染药物应用的管理**　合理使用抗菌药物是预防和控制医院感染的重要措施之一。①医院应建立健全抗感染药物应用管理制度。②明确药剂科、医院感染控制人员以及临床医务人员在抗菌药物管理中的职责。③有经验的感染科医师负责全院抗菌药物应用的指导、咨询工作。④对抗菌药物的应用率、血药浓度、耐药菌进行持续监测。⑤临床医师应根据细菌培养和药敏结果，合理选药；护士应准确配制各种抗感染药物，观察用药后反应，做好标本的留取和送检工作。⑥有条件的医院应开展药物临床应用检测，包括血药浓度检测和耐药菌的检测，以控制药物不合理应用和耐药菌株的产生。

2. **抗感染药物合理应用的原则**

（1）原则：①严格掌握适应证、禁忌证，观察药物疗效和不良反应，合理使用。②预防和减少抗菌药物的不良反应。③适宜的药物、剂量、疗程和给药方法，避免产生耐药菌株。④观察病人体内正常菌群，减少、避免抗感染药物相关性肠炎的发生。⑤据药敏结果及药代动力学特征，严格选药和给药途径，降低抗感染药物费用支出。⑥诊断为细菌感染者，方可使用抗菌药物，病毒性感染一般不用抗生素。

（2）合理选用：根据原则诊断或高度疑似细菌性感染，决定使用抗生素前，应留取标本做细菌学图片镜检、细菌培养、分离病原体，做药敏试验，做选药依据，并根据药代动力学特点，结合感染部位及药物浓度分布情况选择抗生素。

（3）注意事项：治疗过程中注意保护病人的定植抵抗力，避免用广谱抗生素，防止宿主自身菌群失调，造成外来菌定植及耐药菌株生长，并注意菌群失调的先兆。对长期大量使用广谱抗生素的病人，定期检测菌群变化及感染部位的细菌变化，及时纠正和治疗，减少二重感染的发生。

（4）抗生素联合应用的指征：①单一药物难以控制的严重感染（如败血症、细菌性心

内膜炎等）或混合感染和难治性感染（如腹腔脏器穿孔、复杂创伤感染、吸入性肺炎等）。②病因未明的严重感染。③减少各抗菌药物单一使用的毒性反应。④须较长期应用抗菌药治疗，细菌有产生耐药可能（如结核、慢性尿路感染、慢性骨髓炎等）者。⑤单一抗菌药物不能控制的需氧菌及厌氧菌混合感染，两重或两重以上病原菌感染。

（5）注意疗程：①急性感染，体温恢复正常，症状消失后续用2～3天，体质较好。病程不易迁徙者，病情基本控制后1～3天可停药。②败血症病情好转，体温正常7～10天再停药。③严重感染（如心内膜炎、骨髓炎）疗程可达4～8周。④急性感染疗效不显著，在48～72小时后应考虑改用其他抗生素，或调整剂量及给药途径等。

（6）配伍禁忌及合理用药：①2种抗生素不宜置于同一溶液中静注以免抗生素活力受影响，或溶液出现变色，浑浊，沉淀等。②静脉滴注的溶液，**首选生理盐水**，必要时才选5%葡萄糖盐水或5%葡萄糖溶液，以免溶液pH对抗生素的破坏。③连续给药与间歇给药：a.β-内酰胺类抗生素（时间依赖性药物）静滴时，要间歇给药。按每6小时、每8小时、每12小时时间给药，药物现配。b.大环内酯类（红霉素，吉他霉素等）及多烯抗生素（两性霉素B）用连续给药。注射用水溶解后放入盐水中静脉滴注，防止水解失效。c.氨基酸苷类抗生素用间歇性给药或一日量一次性给药，分次静脉滴注，不宜静脉推注，也不宜与β-酰胺类药物同瓶滴注。

试题精选

1. 红霉素的给药方法正确的是
A. 间歇给药　　　B. 一日一次性给药　　　C. 连续给药
D. 肌内注射　　　E. 皮下注射
答案：**C**

2. 《医院感染管理规范（试行）》中规定医院抗感染药物的使用率应控制在
A. 20%以下　　　B. 40%以下　　　C. 50%以下
D. 60%以下　　　E. 80%以下
答案：**C**

3. 使用抗生素时应注意
A. 尽早联合用药，控制感染
B. 病毒感染应预防性使用抗生素
C. 确属抗菌药物选择不当，在12小时后应考虑改用其他抗菌药物
D. 静脉滴注抗菌药物的溶液，首选5%葡萄糖盐水
E. 考虑病原菌对抗生素的敏感性
答案：**E**

三、抗感染药物在外科的预防应用

1. 术前预防性应用抗生素的原则
（1）清洁无菌手术（如甲状腺手术、疝修补术、输卵管结扎术、膝软骨摘除术等）无

术前预防性应用抗生素的指征。

（2）清洁－污染手术：上下呼吸道，上下消化道，泌尿生殖手术，或经以上器官的手术。由于手术部位存在大量人体寄殖群，手术时可能污染手术引起感染，故手术需预防用抗菌药物。

（3）用药指征：①污染手术，术后可能发生严重感染者，如严重污染和组织创伤的伤口，不能及时手术处理或彻底清创者（如复杂外伤、开放性骨关节伤、严重烧伤、伴溃疡坏疽的截肢术、感染性病灶如脑脓肿等手术和各种咬伤等）连通口咽部的颈部手术：回肠远端及结肠手术、腹部空腔脏器破裂或穿通伤：高危胆道手术；经阴道子宫切除术。②发生感染将引起严重后果者，如心脏瓣膜并或已植入人造心脏瓣膜者因病需行其他手术者、脑脊液鼻漏液者以及器官移植术等。③各种人造物修补、置换或留置手术，如人工心脏瓣膜置换手术、人造关节置换术、人造血管移植术、脑室心房分流管放置术等。④手术范围大、时间长的清洁手术。

2. 术前应用抗生素方法

（1）预防性抗菌药物的使用应有明确指征，并选择对特定手术可能引起手术部位感染的最常见致病菌有效的药物。

（2）在术前 **30 分钟至 1 小时**通过静脉给予**一次足量**抗生素，使手术开始时组织和血清内达到药物杀菌浓度。并在整个手术程中维持治疗性水平，至手术切口关闭后的几小时。总的预防用药时间一般不超过 **24 小时**。

（3）在择期的结直肠手术前，还需通过导泻或灌肠剂进行肠道准备。

（4）高危剖宫产术，应在脐带钳夹后立即预防性应用抗菌药物。

（5）不要将万古霉素作为常规药物。

试题精选

1. 术前需预防性使用抗生素的是

A. 肾移植术
B. 乳腺手术
C. 疝修补术
D. 输卵管结扎术
E. 子宫肌瘤核出术

答案：**A**

2. 术前预防性使用抗生素的时间是

A. 术前 30 ～ 60 分钟
B. 术前 2 天
C. 术前 1 天
D. 术前 6 小时
E. 术前 12 小时

答案：**A**

3. 手术前预防性应用抗生素方法错误的是

A. 术前 0.5 ～ 1 小时通过静脉给予一次足量抗生素

B. 手术时间超过 4 小时可术中加用一次的量

C. 选择对特定的手术可能引起手术部位感染的最常见的致病菌有效的药物

D. 对高危的剖宫产术，应在脐带钳夹后立即预防性应用抗菌药物

E. 污染手术使用万古霉素作为预防药物

答案：**E**

第9单元　医院感染与护理管理

一、常见医院感染的预防和护理

1. 下呼吸道感染的预防　临床诊断标准：符合下述两条之一即可诊断。

①患者出现咳嗽、痰黏稠，肺部出现湿啰音，并有下列情况之一：发热；白细胞总数和（或）嗜中性粒细胞比例增高；X线示肺部有炎性浸润。

②慢性气道疾病患者稳定期继发性急性感染，或X线胸片显示与入院时比较有明显改变或新病变。

2. 血管相关性感染的预防

（1）临床诊断：符合下述三条之一即可诊断。①静脉穿刺部位有脓液排出，或蜂窝织炎。②沿导管的皮下走行出现疼痛性弥散性红斑除外理化因素。③经血管介入性操作，发热＞38℃，局部压痛。

（2）病原学诊断：导管尖端培养和（或）血液培养分离出有意义的病原微生物。

（3）说明：①导管管尖培养其接种方法为取导管尖端5cm，在血平板表面往返滚动一次，细菌数≥15cfu/平板即为阳性。②从穿刺部位抽血定量培养，细菌数≥100cfu/ml为异常，或细菌数相当于对侧同时取血培养的4～10倍；或对侧同时取血培养出同种细菌。

（4）预防：危重病人需进行介入性监护、治疗或诊查，作为医护人员须贯彻WHO按全注射的三标准，即接受注射者安全，注射操作者安全、环境安全。特别注意：①使用各种导管应有明确指征，提倡非介入性方法。②对病人实行保护性措施，介入性操作能不用时立即终止。③置入时严格无菌技术。选择口径相宜、质地柔软而光洁的合适导管；熟练的穿刺、插管技术，避免发生血小板黏附及导管对腔壁的机械损伤。④加强插管部位的护理及检测，留置时间不宜长，一般不超过3天，导管入口清洁，选透明敷料，以便监察发现局部或全身感染征象立即拔管，做相应处理。⑤做好消毒、隔离，严格洗手和无菌操作是预防感染最基本的重要措施。⑥配制液体及高营养液时在洁净环境中进行；配制抗癌药及抗菌药时，在生物洁净操作台上进行。⑦介入性操作中使用的一次性医疗用品有合格证件，符合卫生部要求。

3. 抗菌药物相关性腹泻

（1）临床诊断：近期曾用或正在用抗生素，出现腹泻，伴大便性状如水样便、血便、黏液脓血便或见斑块条索状假膜，并合并下列情况之一：①发热≥38℃。②腹痛或腹部压痛、反跳痛。③白细胞升高。

（2）病原学诊断：在临床诊断基础上，符合下述3条之一即可诊断。①大便涂片有菌群失调。②纤维结肠镜检见肠壁充血、水肿、出血，或见到2～20mm灰黄（白）色斑块假膜。③细菌毒素测定证实。

（3）说明：①急性腹泻次数≥3次/24小时。②排除慢性肠炎急性发作或急性胃肠道感染及非感染等其他原因所致腹泻。③合理使用抗菌药，治疗同时给予微生态制剂。

4. 手术部位感染的预防

（1）表浅手术切口感染：仅限切口涉及的皮肤和皮下组织，感染发生于术后30天内。

①临床诊断。具下述两条之一即可诊断：表浅切口有红、肿、热、痛，或脓性分泌物；临床医师诊断的表浅切口感染。

②说明：切口包括外科手术切口和意外伤害所致伤口，与伤口有关感染参见皮肤软组织感染诊断标准；切口缝合针眼处有轻微炎症和少许分泌物及切口脂肪液化、液体清亮，均不属切口感染。

（2）深部手术切口感染：无植入物手术后 30 天内，植入人工心脏瓣膜、人造血管、机械心脏、人工关节等术后 1 年内发生的与手术有关并涉及切口深部软组织（深筋膜和肌肉）的感染。

并具下述四条之一即可临床诊断：①从深部切口引流和穿刺抽到脓液。②自然裂开或由外科医师打开的切口，有脓性分泌物或发热≥38℃，局部疼痛或压痛。③再次手术探查、经组织病理学和影像学检查发现涉及深切口脓肿或其他感染证据。④临床医师诊断的深部切口感染。

（3）器官（或腔隙）感染：无植入手术后 30 天，有植入物手术后 1 年内发生的与手术有关的（除皮肤、皮下、深筋膜和肌肉以外）的器官或腔隙感染。并具下述三条之一即可临床诊断：①引流或穿刺有脓。②再次手术探查、经组织病理学或影像学检查发现涉及器官（或腔隙）感染的证据。③由临床医师诊断的器官（或腔隙）感染。

（4）说明

①病原学诊断：在临床诊断基础上细菌培养均为阳性。临床和（或）有关检查示典型手术部位感染，即使阴性，也可诊断。

②手术切口浅部和深部均有感染时，仅需报告深部感染。

③经切口引流至器官（或腔隙）感染，不需再手术者，视为深部切口感染。

④术后病人带切口，抵抗力弱，伤口愈合慢，特别注意预防手术部位感染：防止感染最有效的对策是严格无菌操作，不用非无菌水冲洗切口；缩短病人在监护室的时间；用吸附性强的伤口敷料，敷料被液体浸透立即更换，杜绝细菌穿透并清除有利于细菌的渗液和避免皮肤浸渍；采用封闭式重力引流；更换敷料前，处理不同病人间，处理同一病人不同部位伤口间清洁双手；保持室内空气清洁，减少人员流动，避免室内污染等。

试题精选

1. 防止手术部位感染最有效的对策是

A. 更换敷料前洗手　　　　　　　　B. 选用吸附力很强的伤口敷料

C. 缩短病人在监护室的滞留时间　　D. 严格无菌操作

E. 保持室内空气清洁

答案：**D**

2. 为预防手术切口感染，错误的处理措施是

A. 严格执行无菌操作技术　　　　　B. 用有抗菌能力的水冲洗伤口

C. 延长病人入住监护室时间　　　　D. 选用吸附性强的伤口敷料

E. 尽量采用封闭式重力吸引

答案：**C**

3. 为预防下呼吸道感染，连续使用的氧气湿化瓶，更换湿化液的要求是

A. 每天更换，加冷开水 　　　　　B. 每天更换，加无菌水

C. 隔日更换，加冷开水 　　　　　D. 隔日更换，加无菌水

E. 每周更换，加冷开水

答案：**B**

二、医院高危人群和重点科室的感染管理

1. 老年病人的管理原则

（1）疾病管理：①老年病人由于脏器功能低，抗感染能力弱，尤其是有基础疾患并长期卧床的老人，由于呼吸系统的纤毛运动和清除功能下降、咳嗽反射减弱，易发生坠积性肺炎。②老年病人尿道多有细菌附着，导管中铜绿假单胞菌、大肠埃希菌、肠球菌分离率高，也可成为医院感染起因。③无论用于治疗还是预防抗菌药的应用，均应慎重，并定期做感染菌株耐药性监测，减少耐药菌株产生。

（2）基础护理管理：①加强生活护理，做好口腔和会阴的卫生。②增加肺活量训练，促进排痰和胃肠功能恢复。③用于呼吸道诊疗的器械严格消毒。④护理病人前后均认真洗手，保持室内环境清洁、空气新鲜，严格探视及消毒隔离制度。

2. 患病儿童的管理原则

（1）幼儿处于生长发育阶段，免疫系统发育尚不成熟，对微生物的易感性较高，尤其是对葡萄球菌、克雷伯菌、鼠伤寒沙门菌、致病性大肠埃希菌和柯萨奇病毒，易在新生儿室形成暴发流行。因此，针对小儿特点，制订护理和管理计划。

（2）加强基础护理，注意小儿皮肤清洁及饮食卫生，特别是新生儿室与母婴同室的环境卫生、室内温湿度变化。

（3）严格执行各种消毒、隔离规章制度，工作人员上班前做好个人卫生。

（4）接触新生儿前洗手，做好环境卫生监测。

（5）工作人员出现传染性疾病应及时治疗、休息，严重时调离新生儿室。

3. ICU 病人的管理原则

（1）多数病人因其他危重疾病继发感染（包括耐药菌株的感染）后转入 ICU。

（2）各种类型休克、严重多发性创伤、多脏器功能衰竭、大出血等病人，严重创伤、重大手术等常致抗细菌定植能力及免疫功能下降。

（3）病人多数长时期使用各类抗菌药，细菌耐药性较强。

（4）强化监护所使用的各种介入性检查、治疗，如机械通气、动脉测压、血液净化、静脉营养、留置导尿、胃肠引流等都可能为细菌侵入和正常菌群移位提供有利条件。

（5）病人自理能力缺乏或丧失，与护理人员频繁接触可增加交叉感染机会。预防 ICU 医院感染的原则是提倡非介入性监护方法，减少介入性血流动力学监护的使用频率，对病人施行保护性措施，提高机体抵抗力。

试题精选

1. 属于医院感染高危人群的是

A. ICU 病人　　　　　　　B. 神经内科病人　　　　　C. 妇科病人

D. 心血管外科病人　　　　E. 耳鼻喉科病人

答案：**A**

2. 下列 ICU 的感染管理原则不正确的是

A. 病室定期消毒　　　　　　B. 限制家属探视及陪住

C. 拔除有创导管后做细菌培养　　D. 尽量采用介入性血流动力学监测

E. 严重创伤、感染及应用免疫抑制剂的病人避免安排在同一房间

答案：**D**

3. 为预防老年人发生医院感染，以下措施错误的是

A. 保持室内环境清洁　　　　B. 加强老年人的生活护理

C. 保持病人的口腔和会阴卫生　　D. 使用小剂量抗生素预防感染

E. 严格执行陪伴探视制度

答案：**D**

三、护理人员的自身职业防护

1. 加强对护理人员感染管理　护理人员定期进行全面体格检查，建立健康状况档案，了解受感染情况，以便采取有针对性的预防措施。护理人员调入或调离某一部门时，进行健康检查，查明有无感染，感染的性质，是否取得免疫力等，做好详细记录。在此基础上，进一步探讨此部门感染管理工作，明确改进目标，制定相应预防感染措施。

2. 提高自我防护意识　护理人员在处置血液和血液污染的器械时应戴手套或用不直接接触的操作，谨慎处理利器，一旦刺伤立即处理，挤血并冲洗伤口、清创、消毒、包扎、报告和记录、跟踪监测，尽量找到可能感染的病原种类证据，以便根据病原学特点阻断感染。护理人员手上有伤口不要直接接触病人血液和体液。从事可能被病人体液或血液溅入眼部及口腔黏膜内的操作时，戴口罩及护目镜，供应室污染区配耳塞，穿防护衣、防护鞋等。化学消毒时，注意通风及戴手套，消毒器加盖，防止环境污染带来的危害。

3. 做好预防感染的宣教　护理人员工作中双手极易被病原菌污染。有些护士只注意操作后洗手，忽视操作前洗手；有的本身就是病原携带者，或因长期接触大量抗菌药已改变了鼻咽部的正常菌群，成为耐药菌的储菌源。病原体通过手或先污染环境和物品，导致病人感染。护理人员须养成良好卫生习惯，强化洗手的重要性。

4. 强化预防感染的措施　患有传染性疾病的护理人员，一定时间内调离直接治疗或护理病人的岗位。从事高危操作的外科医师、监护病房护士及血液透析工作人员等均应行抗乙型肝炎的免疫接种。

试题精选

处置完的针头处理方法错误的是

A. 用过的针头采用双手"复帽"

B. 必要时使用后可以用器械设备除去针头

C. 使用后不用手去除针头

D. 将针头放入锐器盒内

E. 用过的针头不再重复使用

答案：A

第 10 单元　特殊病原菌的感染途径与消毒

一、甲型肝炎和戊型肝炎

1. 概述　病原体分别为甲型肝炎病毒与戊型肝炎病毒，传播途径均为以**粪 - 口传播**为主。

2. 消毒方法　①室内地面、墙壁、家具表面；衣物、被褥；病人排泄物、呕吐物及容器；餐（饮）具；食物；家用物品、家具和玩具；纸张、书报；运输工具；厕所与垃圾等的消毒，用煮沸或流通蒸汽消毒 30 分钟；或 250 ～ 500mg/L 有效氯浸泡 30 分钟；不耐热的衣物用过氧乙酸熏蒸消毒（1g/m³），或置入环氧乙烷消毒柜中，浓度 800mg/L，温度 54℃，相对湿度 80％，消毒 4 ～ 6 小时；或压力蒸汽灭菌 100℃作用 5 分钟。废弃物焚烧。②手与皮肤的消毒，用 0.5％碘仿、0.5％氯己定醇等手消毒剂。③消毒同时开展防蝇及灭蟑工作。

试题精选

1. 甲型肝炎和戊型肝炎的主要传播途径为

A. 血液　　　　　　　B. 密切接触　　　　　　　C. 粪 - 口

D. 飞沫　　　　　　　E. 体液

答案：C

二、乙型肝炎、丙型肝炎、丁型肝炎

1. 概述　病原体分别为乙型肝炎病毒、丙型肝炎病毒、丁型肝炎病毒，均主要经**血液传播**（输血、使用血制品、静脉吸毒、通过诊疗器械等），也可通过日常生活中密切接触传播。

2. 消毒方法　①感染者和病人流出的血液与分泌物就地用含氯消毒剂等中水平以上消毒剂消毒。②地面、墙壁、家用物品、家具、玩具、衣服、被褥、餐（饮）具用含氯消毒剂等中水平以上的消毒剂消毒。③对手与皮肤常采用手消毒剂消毒。④发现 HBV、HCV 阳性血液及血制品，尽快彻底焚烧。贮存的冰箱、冷库解冻后的冰水用含有效氯 2000mg/L 溶液，按 1：1 比例混匀，作用 30 分钟后排放。⑤用过的针头、注射器、输液管、乙醇棉球、棉签、橡胶手套、橡胶管与其他实验性污物等，装入桶中，浸以 0.1％次氯酸钠溶液（含有效氯 1000mg/L）消毒。必要时彻底焚烧。

3. 注意事项　①处理污物时，严禁用手直接抓取，尤其不能将手伸到垃圾袋中向下压挤废物，以免被锐器刺伤。②运送阳性标本途中，携带消毒剂，以备意外。

三、艾滋病

1. 概述　病原体为**人免疫缺陷病毒（HIV）**，主要通过**性接触**（同性或异性间）和**血液传播**（输血、使用血制品及静脉吸毒与母婴传播）。同桌共餐、公用浴具、握手、拥抱等日常生活接触不会感染。离体后的 HIV 抵抗力很弱，几乎所有消毒剂在短时间内均可将其灭活。

2. 消毒方法　①感染者和病人流出的血液、性分泌物和炎性分泌物，应就地进行消毒后再做清洁处理。对血污染物品，应煮沸 15 分钟，或浸泡于含有效氯 1000mg/L 溶液，或 0.5％过氧乙酸溶液 15 ～ 30 分钟。②地面、墙壁、家用物品、家具、玩具、衣服、被褥、餐（饮）具等用含氯消毒剂消毒。③手与皮肤消毒使用常用手消毒剂。④运输工具、排泄物容器消毒用 1000 ～ 5000mg/L 含氯消毒剂或 0.5% ～ 1% 过氧乙酸喷洒或浸泡 30 分钟。⑤发现抗 HIV 抗体阳性血液及血制品时，尽快彻底焚烧，对储存的冰箱、冷库解冻后的冰水用含有效氯 1000mg/L 溶液按 1：1 的比例混匀，作用 30 分钟后排放。⑥用过的针头、注射器、输液管、乙醇棉球、棉签、橡胶手套、橡胶管与其他实验室污物装入桶中，浸以 1000mg/L 有效氯溶液，作用 30 分钟以上。必要时彻底焚烧。

3. 注意事项　①向生殖器官喷涂消毒剂不能有效预防在性生活中感染艾滋病。②处理污物时，禁用手直接抓取，并将手伸入到垃圾袋中向下挤压废物，以免被锐器刺伤。③在运送阳性标本时，携带消毒剂，以防意外。

试题精选

1. 艾滋病病原体 HIV 的主要传播途径是
A. 呼吸道传播　　　　　　B. 蚊虫叮咬传播　　　　　C. 粪－口传播
D. 体液传播　　　　　　　E. 性接触传播
答案：E

2. 对艾滋病病人流出的血液、分泌物等，正确的处理方法是
A. 就地先清洁，再消毒，用有效氯 1000mg/L 的消毒液作用 5 ～ 10 分钟消毒
B. 就地先清洁，再消毒，用有效氯 500mg/L 的消毒液作用 15 ～ 30 分钟消毒
C. 就地先消毒，再清洁，用有效氯 1000mg/L 的消毒液作用 15 ～ 30 分钟消毒
D. 就地先消毒，再清洁，用有效氯 500mg/L 的消毒液作用 5 ～ 10 分钟消毒
E. 就地先消毒，再清洁，用有效氯 1000mg/L 的消毒液作用 5 ～ 10 分钟消毒
答案：C

3. 关于艾滋病的描述，不正确的是
A. 艾滋病病人、HIV 携带者是 HIV 的主要传染源
B. HIV 急性感染期中，患者不具备传染性，无任何症状
C. 用于杀灭乙肝病毒的消毒剂完全可以杀灭艾滋病病毒
D. 艾滋病防治工作的方针为预防为主，防治结合
E. 确诊 HIV 感染要通过 HIV 抗体确证试验的验证
答案：B

4. 护理艾滋病病人不正确的消毒隔离措施是

A. 限制探视，限制陪伴

B. 进行护理操作时应戴手套

C. 当有可能被血液、体液污染时，穿隔离衣

D. 当有可能被血液、体液污染时，应戴面罩或护目镜

E. 医用垃圾应用双层防泄漏的黄色医用垃圾容器盛装

答案：**A**

5. 下列可引起艾滋病传播的行为是

A. 同桌进餐   B. 共用浴具   C. 拥抱和握手

D. 共用注射器   E. 共同乘车

答案：**D**

四、淋病和梅毒

1. **概述** ①淋病的病原体为**淋病奈瑟菌**。在外界抵抗力弱，55℃湿热下仅生存数分钟，低效消毒剂即可杀灭。传染源为现症患者及带菌者。②梅毒的病原体为**苍白螺旋体**。对外界环境抵抗力弱，离体后1～2小时内死亡。对干和热敏感，100℃时立即死亡，对冷抵抗力强。低效消毒剂即可将其杀灭。病人是唯一的传染源。③均主要是通过性行为传播，此外当皮肤、黏膜破损时，直接接触病灶或分泌物也可受染。

2. **消毒方法** ①居室的家具表面、病人的内衣裤、被褥、床单、浴巾、毛巾等消毒，用煮沸、250～500mg/L含氯消毒剂浸泡等。②病人用过的便器特别是马桶，用0.2%过氧乙酸或500mg/L含氯消毒剂溶液擦拭。

试题精选

1. 梅毒的主要传播途径是

A. 性接触   B. 产道感染   C. 胎盘感染

D. 输血感染   E. 共用浴具

答案：**A**

2. 梅毒苍白螺旋体的抵抗力特点正确的是

A. 对外界环境抵抗力强 B. 对寒冷抵抗力较强 C. 对消毒剂不敏感

D. 对干燥不敏感   E. 对热不敏感

答案：**B**

五、流行性出血热

1. **概述** ①我国流行性出血热（以下简称出血热）主要病原体为**汉坦病毒**。人普遍易感，动物感染后一般不发病，为健康状态携带病毒。②我国主要传染源为野栖为主的黑线姬鼠和褐家鼠，病人很少为传染源。③经鼠咬或革螨、恙螨、蚤、蚊叮咬传播，也可垂直传播，还

可经感染动物的排泄物（尿、粪）、分泌物（唾液）和血污染空气、尘埃、食物和水后再经呼吸道、消化道、伤口感染给人。

2. 消毒方法　①发热期病人的排泄物、分泌物、血、便器、衣物、被褥、餐（饮）具、生活用具、室内空气和污染食物等，用含氯消毒剂及过氧乙酸消毒。②疫点室内、庭院，有鼠隐蔽、栖息场所的地面和杂草堆，用 1000mg/L 含氯消毒剂或 0.5% 过氧乙酸，按 100～200ml/ m²喷洒。③发热期病人和疫鼠的排泄物、分泌物、血及其污染物污染伤口，或被鼠咬伤的伤口，用 **0.5% 碘伏**消毒。④疫区开展杀虫、灭鼠，搜集的鼠尸和染疫的实验动物，就近火焚，或掩埋地下。

试题精选

1. 控制流行性出血热的措施不包括

A. 疫点喷洒消毒　　　　　　　　B. 疫区开展杀虫、灭鼠

C. 染疫的动物就近焚烧　　　　　D. 开展流行性出血热防治知识的宣传教育

E. 灭蝇、防蝇

答案：**E**

2. 被流行性出血热发热期病人或疫鼠的排泄物污染了的伤口，选用的消毒液是

A. 0.5% 碘伏　　　　　　B. 75% 乙醇　　　　　　C. 0.5% 过氧乙酸

D. 2% 碘酒　　　　　　　E. 0.5% 碳酸氢钠

答案：**A**

3. 流行性出血热病毒属于

A. 肠道病毒属　　　　　　B. 汉坦病毒属　　　　　　C. 副黏病毒属

D. 单纯疱疹病毒　　　　　E. 黄热病毒属

答案：**B**

4. 流行性出血热疫区要进行的工作是

A. 灭鼠　　　　　　　　　B. 灭蚊　　　　　　　　　C. 灭蝇

D. 灭蟑螂　　　　　　　　E. 灭病畜

答案：**A**

六、炭疽

1. 概述　传染源是病畜（羊、牛、马、骡、猪等）和感染的病员，人通过皮肤破损处或伤口感染形成皮肤炭疽；通过消化道感染形成肠炭疽，通过呼吸道感染形成肺炭疽。炭疽杆菌繁殖在日光下 12 小时死亡，加热到 75℃是 1 分钟死亡。其芽胞抵抗力强，耐受煮沸 **10 分钟**，水中生存几年，泥土中生存 10 年以上。

2. 消毒方法　①居室地面、墙壁、门窗、衣物、被褥、床单、纸张、书报、餐（饮）具、食物、家具用品、家具和玩具、手和皮肤、排泄物、盛排泄物的容器、运输工具和病人遗体等用煮沸、压力蒸汽灭菌以及含氯消毒剂或过氧乙酸浸泡、喷洒消毒。②肺炭疽病患家的空

气消毒，用过氧乙酸熏蒸，药量为3g/m³（即20%过氧乙酸15ml，15%过氧乙酸20ml），熏蒸1～2小时。③病畜、死畜的圈舍，用0.5%过氧乙酸，或20%含氯石灰澄清液喷洒，药量为150～300mg/㎡，连喷3次，每次隔1小时。④用过的治疗废弃物和有机垃圾；病畜污染的饲料、杂草和垃圾，全部焚烧。⑤病畜的粪尿，按最终作用浓度为4万mg/L有效氯消毒剂搅匀后作用2小时，深埋2m以下。⑥确诊的家畜整体焚烧，严禁解剖。⑦污染的皮毛、皮张可焚毁，或环氧乙烷熏蒸。⑧生活污水的处理严格控制。⑨炭疽杆菌可形成芽胞，可用中、低效消毒剂。⑩疫原地同时开展灭蝇、灭鼠工作。

试题精选

1. 关于炭疽的描述正确的是
A. 炭疽感染病畜的粪尿可以用作肥料
B. 炭疽芽胞抵抗力强，能耐受煮沸30分钟
C. 炭疽杆菌繁殖体在日光下2小时死亡
D. 炭疽芽胞在泥土中可生存10年以上
E. 只通过消化道感染
答案：D

2. 对已确诊为炭疽的家畜应
A. 整体深埋   B. 整体焚烧   C. 解剖后焚烧
D. 消毒后深埋   E. 解剖后深埋
答案：B

3. 炭疽杆菌繁殖体在日光下死亡的时间是
A. 2小时   B. 4小时   C. 8小时
D. 10小时   E. 12小时
答案：E

七、结核病

1. **概述** 病原体为**结核分枝杆菌**，有人型、牛型和非典型等。人型和牛型对外界环境适应性强。在阴暗处可存活数月或数年，在干燥痰核、飞沫中可保持传染力8～10天，在直射阳光下只能生存2～4小时。不耐热，60℃作用15分钟，或70℃作用3分钟可杀灭。传染源主要为排菌结核病人。通过呼吸道、消化道等传播，以**呼吸道传播**最为常见。

2. **消毒方法** ①室内地面、墙壁、家具表面、衣物、被褥、病人排泄物、呕吐物及其容器、餐（饮）具、食物、家具物品、家具和玩具、纸张、书报；运输工具、厕所与垃圾等的消毒，可用煮沸、压力蒸汽灭菌、含氯消毒剂及过氧乙酸浸泡方法。②痰及口鼻分泌物，**用纸盒、纸袋盛装后焚烧**，或加入等量1%过氧乙酸作用30～60分钟。③生活污水的处理，按加氯等进行。④结核杆菌对消毒剂抵抗力强，只能用**高、中效消毒剂**。

试题精选

1. 结核病最主要的传染源为

A. 肠结核病人　　　　　　　B. 骨结核病人

C. 开放性肺结核病人　　　　D. 盆腔结核病人

E. 泌尿生殖系结核病人

答案：**C**

2. 对结核病人的痰液及口鼻分泌物，正确的处理方法是

A. 纸盒 / 袋盛装后焚烧　　　B. 集中于容器后深埋

C. 置于痰杯中日光暴晒　　　D. 消毒液浸泡消毒

E. 置于密闭容器后丢弃

答案：**A**

3. 对于结核病的描述不正确的是

A. 出生时即应注射卡介苗

B. 结核病人的餐具，生活用品等的消毒应采用低水平消毒

C. 肺结核病人应使用负压隔离室

D. 密切接触病人时应戴口罩

E. 应对接触过结核病人的免疫缺陷病人进行追踪随访

答案：**B**

4. 除呼吸道传播外，结核病常见的传播途径是

A. 泌尿传播　　　　　　B. 消化道传播　　　　　　C. 皮肤接触传播

D. 性传播　　　　　　　E. 血液传播

答案：**B**

第3部分

护理管理学

第1单元　绪论

一、管理与管理学

1. 管理与管理学的概念和基本特征

（1）管理：管理是领导人利用各种原理和方法，把大家的力量和活动引向目标的一系列活动过程。

（2）管理学：是一门系统研究管理过程的普遍规律，基本原理和一般方法的科学。他是自然科学和社会科学相互交叉而产生的一门边缘科学。

（3）管理的基本特征：①**管理的二重性**，管理的自然属性和社会属性；②**管理的科学性和艺术性**；③**管理的普遍性**；④**管理或管理人员任务的共同性**。

2. 管理的对象和方法

（1）管理的对象：人力、财力、物力、时间和信息。

（2）管理的方法：①**行政方法**：是依靠行政组织权威，通过命令，指示，规定等手段，指挥下属工作而实现管理目标。②**经济方法**：是运用经济手段和经济方法来调节国家，集体个人之间的经济利益，实施管理的一种方法。③**法律方法**：是通过制定和实施法律、法令、条规进行管理的方法。④**思想教育方法**：是管理过程的中心环节，是按照人的思想、行为活动的规律进行教育，运用沟通、宣传、说服、鼓励等方式来预防问题，及时发现问题，解决问题，实现既定管理目标的方法。⑤**社会心理学方法**：是指运用社会学心理学知识按照群体和个人的社会心理活动特点及其规律进行管理的方法。

3. 管理的职能

（1）管理职能的概念：是指管理的职责和功能，是管理者在管理活动中应当承担的职能和任务，是管理活动内容的理论概括。

（2）管理职能的内容①**计划职能**：**是管理的首要职能**，中心任务是确定组织的目标和实现目标的具体方案。②**组织职能**：**是管理的重要职能**，是指为了实现预定目标，根据计划安排，对组织拥有的各种资源进行制度化安排，内容包括组织设计，人员配置和组织变革三部分。③**人员管理**：**是管理的核心职能**，主要对各岗位的人员进行选聘，教育，培养和校际考核以及人力资源的有效利用和开发。④**领导职能**：也是管理的重要职能，是对组织内成员的个人行为及集体行为进行引导，运用各种手段和方法施加影响力的过程。⑤**控制职能**：是管理的关键职能，是通过信息反馈和绩效评估对组织的活动进行监督检查，纠正偏差的，连续不断反复进行的过程，贯穿整个活动的始终。

二、护理管理的概论

1. 概念　护理管理是为了提高人们的健康水平，系统地利用护士的潜在能力和有关其他人员或设备环境和社会活动的过程。

2. 任务　研究护理工作的特点，找出其规律性，对护理工作的诸要素（人员、技术、信息等）进行科学的计划、组织、控制和协调，以提高护理工作的效率和效果，提高护理工作质量。

3. 意义　良好的护理管理可以使护理系统得到最优运转，提高护理质量，护理管理的科学化，现代化不仅有利于护理学科本身的发展，而且对于促进医院建设和推动医学科学的发展都起到了不可低估的作用。

4. 特点　具有广泛性，综合性和独特性的特点。

5. 护理管理的发展趋势　护理管理的发展是在未来会呈现出如下的特点：管理思想的现代化；管理体制的合理化；管理人才的专业化；管理方法的科学化；管理手段的自动化；护理管理的内容趋向合理化。

试题精选

1. 管理的二重性是指
A. 人为属性和社会属性　　　B. 人际关系和自然属性　　　C. 人际关系和社会属性
D. 自然属性和社会属性　　　E. 经济基础和社会属性
答案：D

2. 关于管理的职能，以下正确的是
A. 评估、计划、指导、激励、控制
B. 计划、指导、评估、领导、控制
C. 评估、计划、组织、激励、控制
D. 计划、组织、人员管理、领导、控制
E. 计划、组织、人员管理、领导、评价
答案：D

第2单元　管理理论在护理管理中的应用

一、中国古代管理思想及西方管理理论

1. 中国古代管理思想

（1）社会管理思想：如《论语》与《管子》中的"君子不器"，还如"其身正，不令而行；其身不正，虽令不行"等思想均体现了古代的社会管理思想。

（2）系统管理思想：我国古代的一些伟大建筑，如万里长城，都江堰水利枢纽工程等的建筑和管理的整个构思都体现了系统管理的思想。

（3）战略管理思想：如孙武的《孙子兵法》。

（4）用人思想：有"知人善任""水能载舟，亦能覆舟"等思想。

2. 西方管理理论及其应用

（1）科学管理理论

主要内容：**科学国立理论的创始人是泰勒，被公认为科学管理之父**，其理论的基本出发点是**提高劳动生产效率**，其主要内容是：使工作方法，劳动工具，工作环境标准化，确定合理的工作量，挑选和培训工人，使其掌握标准工作方法，实行差别工资制，实行职能工长制。

科学管理理论在护理管理中的应用：护理人员按工作内容分工，早期实行了功能制护理，制定了护理技术的操作标准和时间要求，并对护理人员进行考核，延续至今的典型活动是护理技术操作比武；在质量控制方面，推行标准化的管理等。

（2）**管理过程理论**

主要内容：**法国人法约尔**对组织管理进行了系统地，独创的研究，后人把他称为**"管理过程之父"**，提出管理活动包含5种职能：计划、组织、指挥、协调、控制。

管理过程理论在护理管理上的应用：①强调护理管理者必须承担各项工作的计划，组织，协调和控制等事宜。②医院设立正式的护理管理组织系统，明确职责。③权利与职责对等，并进行分工。④强调奖罚分明。

（3）**行政组织理论**

主要内容：**韦伯提出**，认为理想的行政体系具有以下特点：①明确的组织分工；②自上而下的等级体系；③合理地任用人员；④建立职业的管理人员制度；⑤建立严格的，不受各种因素影响的规律和纪律；⑥建立理性的行动准则。

行政组织理论在护理管理上的应用：①护理部采用层级结构的方式，每一层次分工明确，职责与权利对应；②奖罚处理有明文规定的程序；③晋升除了考虑学历，经历，还参考工作表现和奖罚记录。

（4）**行为科学管理理论**

主要内容：①**人际关系学说，梅奥进行了"霍桑实验"发现决定工作效率最重要的是人际关系和安全感**，提出了人际关系学说，他认为人是"社会人"，不仅仅是"经济人"，其工作态度受多种因素的影响，劳动效率主要取决于职工的积极性，取决于人际关系，职工中的非正式小群体，更能影响职工的情绪，甚至左右职工的行为，科学的领导者应善于和职工沟通与倾听。②**人性理论——X理论与Y理论，美国的麦格雷格提出X理论与Y理论**。X理论认为人是懒惰的，不喜欢工作，在严密监督下才能有效的工作，而Y理论认为人是喜欢工作的，是负责的，能够自我控制和管理，而实际管理工作中应当根据员工的特点，综合运用上述两种理论。③群体力学理论，德国心理学家库尔特卢因提出的重点研究组织中的群体行为，认为群体是一种非正式组织，是处于平衡状态的一种立场，群体行为就是各种相互影响力的结合，这种立场可修正个人的行为，群体的内聚力，可以用每个成员对群体忠诚责任感，对外攻击的防御，友谊等态度来说明。

行为科学理论在护理管理中的应用：在护理管理中，全面贯彻以人为本的护理和管理，强调护理管理者要建立良好的人际关系，采取各种激励措施维持和调动护理人员的积极性，护理管理者要丰富工作内容，以提高工作的兴趣和责任感。

试题精选

被称为科学管理之父的是

A. 泰勒   B. 法约尔   C. 韦伯

D. 梅奥   E. 麦格雷戈

答案：**A**

二、现代管理原理与原则

1. 系统原理

（1）系统的概念：系统是由若干相互作用，相互联系的要素组成的具有特殊功能的统一整体。

（2）系统的特性：①**整体性**：系统是由各个要素组成的有机整体，系统的功能不是各个要素简单的叠加，而是大于各个个体的功效之和。②**目的性**：系统的存在就是为了达到一定的目的。管理系统的目的就是创造价值和提供服务，实现一定的经济效益和社会效益。③**相关性** 系统内容要素之间是相互联系，相互依存的，一个要素的变化会引起另一要素的变化，并引起系统的变化。④**层次性**：任何系统都有一定的层次结构。⑤**环境适应性**：一个有生命力的系统必须不断的与外界环境进行能量、信息的交换，要不断地适应外界环境的变化。

（3）系统原理在护理管理中的应用：在护理管理活动中坚持系统原理，护理管理者应做到：拥有全局观念，关注护理系统机构等状况，并适时进行调整，同时还要处理好管理层次和宽度的关系。

2. 人本原理

（1）人本管理的概念：就是在管理中坚持<u>以人为本，**注重发挥被管理者的积极性**</u>，主动性是被管理者在工作中充分发挥自己的潜能，创造性地完成工作任务。

（2）对应的原则

能级原则：①建立合理稳定的能级结构。②不同的能级主体应该授予不同的权力，完成不同的职责。③不同能级的主体应该给予与之相应的岗位。

动力原则：组织中人的动力，包括物质动力、精神动力和信息动力。

参与管理原则：管理者要为员工创造，提供多种机会，鼓励员工参与管理，以增强员工的责任感，发挥他们的主观能动性。

3. 动态原理

（1）动态原理的概念：动态原理认为管理是一个动态过程，是管理人员与被管理人员共同达到既定目标的活动过程。

（2）对应的原则：①**弹性原则**：是指在动态管理中必须留有充分的余地，以便及时调整完成预期的目标。②**随机制宜原则**：是要求管理活动应从具体实际情况出发，因时因地因人因事的不同而采取最适宜，最有效的处理方法。

4. 效益原理

（1）效益原理的概念：是指管理者在任何系统的管理中都要注意讲究实际效益，以**最小**的消耗和代价获取**最佳**的经济效益和社会效益。

（2）对应的原则是**价值原则**，主要指管理过程中各个环节，各项工作都因围绕提高效益为中心，科学地，有效地使人力、财力、物力、时间和空间发挥出最大潜能，以创造最大的经济价值和社会价值。

试题精选

下列描述体现系统原理管理思想的是

A. 管理活动中以人际关系作为根本
B. 管理活动中重视工作环境
C. 管理活动要把握全局、总体规划
D. 管理活动时间管理
E. 管理活动要强调成本控制
答案：**C**

第3单元　计划

一、概述

1. 计划的概念

（1）概念：是指工作和行动之前拟定的方案，包括要实现的具体目标、内容、方法和步骤等。

（2）实质：计划工作是确定目标和实现目标的途径。要做好计划工作，需要回答**"5W1H"**问题。即预先决定做什么（what），论证为什么要做（why），确定什么时间做（when），在什么地方做（where），由谁来做（who），以及如何去做（how）。计划工作的**核心是决策和对未来活动的目标及通向目标的多种途径**做出符合客观规律，以及当时实际情况的合理抉择。

2. 计划工作的重要性　计划工作的重要性体现在①**有利于明确组织目标；②有利于应对突发事件；③有利于合理使用资源；④有利于控制工作；⑤有利于提高护理质量**。

3. 计划的类型

（1）按计划的时间划分：长期计划、中期计划和短期计划。

（2）按计划的规模划分：**战略性计划**（指着眼于组织整体目标和方向的计划是组织较长时期内宏伟蓝图，如医院整体发展计划）和**战术性计划**（指针对组织内部具体工作问题，在较小范围内和较短时间内实施的计划如护理设备的维护计划等）。

（3）按计划的内容划分：综合计划和专项计划。

（4）按计划的形式划分：宗旨，目的或任务，目标，策略，政策，程序，规则，规划和预算。

4. 计划工作的原则

（1）**系统性原则**：计划工作，要从组织系统的整体出发，全面考虑系统中各构成部分的关系以及它们与环境的关系，进行统筹规划。

（2）**重点原则**：计划的制定既要考虑全局，又要分清主次，抓住关键及重点，着力解决影响全局的问题。

（3）**创新原则**：计划是一个创造性的管理活动，要求充分发挥创造力，提出一些新思路，新方法，新措施。

（4）**弹性原则**：制订计划时必须要有一定的弹性，留一定的调节余地。以预防及减少不确定因素对计划实施可能产生的冲击及影响，以确保计划目标的实现。

（5）**可考核性原则**：计划工作必须始终坚持以目标为导向，目标应具体，可测量，可考核，作为在计划执行过程和评价过程的标准和尺度。

二、计划的步骤

（1）**评估形势**：通过对组织和系统所处的内外环境进行综合分析做出科学的评估。预测可能出现的问题，明确自己的优势和不足，评估的内容包括市场，社会竞争服务对象的需求和组织资源。

（2）**确定目标**：根据调查和预测的有关数据资料制订出组织或个人的目标，包括时间、空间、数量3方面的内容。

（3）**分析前提条件考虑制定方案的前提条件**：确定一些关键性的计划，前提条件和实施计划，需要的期望环境。即是对组织内、外部环境进行"SWOT"分析（态势分析）。

（4）**发展可选方案**：根据前提条件，从不同角度发展出多种方案。备选方案应考虑：①方案与组织目标的相关程度。②可预测的投入与效益之比。③公众的接受程度。④下属的接受程度。⑤时间因素。

（5）**比较各项方案**：根据前提条件和目标，分析各备选方案的利弊，进行比较和评价。论证评选评价方案可以运用成本效益分析法，即用所选方案的成本与所得收益进行比较。

（6）**选定方案**：经过对多种方案的利弊权衡，选择最优的和最满意的方案，选择方案就是确定计划，即实质性决策。

（7）**制定辅助计划**：制订基本方案下的派生计划，以支持总体计划的贯彻和落实。

（8）**编制预算**：将计划转化为预算，使之数字化。

三、目标管理

1.目标管理的概念、特点

（1）概念：目标管理是指**由组织中管理者与被管理者共同参与目标制定在工作中实行自我控制并努力完成工作目标的一种管理思想和方法**。它是一种通过科学的制订目标、实施目标、依据目标进行考核评价来实施组织管理任务的过程。

（2）特点：①**员工参与管理**。目标管理是员工参与管理的一种形式，由上下级共同商定依次确定各种目标，让各层次，各部门，各成员都明确自己的任务，方向，考评方式，促进相互之间协调配合，共同为实现组织目标而努力。②**以自我管理为中心**。目标管理的基本精神是以自我管理为中心，目标的实施出目标责任者自我进行，通过自身监督与衡量，不断修正自己的行为，以达到目标的实现。③**强调自我评价**。目标管理强调自我对工作中的成绩不足，错误进行对照总结，经常自检自查，不断提高效益。④**重视成果**。目标管理，将评价重点放在工作成效上按员工的实际贡献大小如实地评价一个人，使评价更具有建设性。

2. 目标管理的基本程序

（1）计划阶段。①**制订高层管理目标**：这是目标管理的第一步。②**重新审议组织结构和职责分工**：总目标制定后重新审查现有的组织结构，并根据新目标进行调整，同时要明确目标责任者和协调关系。③**确定下级和个人的分目标**：制订的分目标应确定和认可个人的职责，目标应具体，可测量，有时间规定，便于考核，应方向正确，目标值恰当。④**协议授权上下级**：就是实现目标所需条件及目标实现后的奖罚与下级达成协议，并授予一定的权利。

（2）执行阶段。①咨询指导：帮助解决问题并提供支持。②调节平衡：对人力、财力、物力、信息技术等做横向协调，合理使用。③反馈控制：建立信息反馈制度，及时发现问题及偏差，实施对应处理。

（3）检查评价。①考评成果：预定期限达到后对照目标项目及目标值，及时检查评价。②奖惩兑现：按照协议奖惩先进，处罚后进。③总结经验：对目标管理中的经验及教训进行总结，再制定新的目标，开始新的循环。

3. 目标管理在护理管理中的应用　①护理人员的自我管理能力；②护理组织的价值理念；③护理高层领导的重视；④实施前的宣传教育；⑤目标设置的合理性；⑥管理体系的控制。

4. 应用中的注意事项

（1）宣传教育：实施目标管理前，应向各级护理人员进行有关目标管理的知识教育，有利于统一认识，更好地搞好目标管理。

（2）制订护理目标时，应注意：①目标数目不宜太多，但应包括主要的工作特征。②目标应数量化和具体化，以便于考核。③目标应具有挑战性，显示优先性，促进个人和职业上的成长。

（3）有指导及咨询管理体系：在制订好目标体系的同时，应建立一套完善的指导及管理体系使护理管理中的各层管理目标一致，并指导基层护理管理者做好目标管理。

（4）严格控制各级管理者：应将目标层层分解，适当授权。做到权责一致，实施过程中，严格控制，层层把关，给予及时的指导和支持。

试题精选

某科室实行目标管理，目标之一是"使护理人员静脉输液考核达标率≥95%"，在管理过程中第二阶段的工作是

A. 提出年度计划

B. 建立"护理技术操作考核及评定小组"

C. 制定各病区及个人达标措施

D. 护理人员自我检查、自我控制及自我管理

E. 反馈进展情况，根据考核结果进行奖惩

答案：D

四、时间管理

1. 时间管理的概念和基本程序

（1）概念：时间管理是指在时间消耗相等的情况下，为提高时间利用率和有效性而进行的一系列活动，包括对时间进行有效地计划和分配，以保证重要工作的顺利完成，并能及

时处理突发事件或紧急变化。

（2）基本程序

①**评估**：包括评估时间利用情况，评估管理者浪费时间的情况以及评估个人的最佳工作时间。

②**计划**：包括制订具体工作目标及重点选择有效利用时间的方法与策略，列出时间安排表。

③**实施**：实施时应注意集中精神，学会"一次性处理"和"即时处理"，关注他人时间，有效控制干扰提高沟通技巧，处理好书面工作。

④**评价**：应评价时间安排是否合理有效活动，主次是否分明，有无时间浪费情况。

2. 时间管理的方法

（1）**ABC 时间管理法：人们应该将各阶段目标分为：ABC3 个等级，A 级为重要，且必须完成的目标，B 级为较重要很想完成的目标，C 级为不太重要，可以暂时搁置的目标。** ABC 时间管理的步骤如下：①列出目标，每天工作前列出日工作清单。②目标分类，对日工作清单分类。③排列顺序，根据工作的重要性，紧急程度确定 ABC 顺序。④分配时间，按 ABC 级别顺序定出工作日程表及时间分配情况。⑤实施：集中精力先完成 A 类工作，效果满意，再转向 B 类工作。对于 C 类工作在时间精力充沛的情况下，可自己完成。⑥记录每一件事消耗的时间。⑦工作结束时评价时间应用情况，以不断提高自己有效利用时间的技能。

（2）四象限时间管理法：按照重要性和紧迫性，把事情分为两个维度。一方面是按重要性排序，另一方面是按紧迫性排序，然后把所有的事情纳入四个象限。按照四个象限的顺序灵活有序地安排工作。

（3）记录统计法：通过记录和总结每天的时间消耗情况，以判断时间耗费的整体情况和浪费状况，分析时间浪费的原因，采取适当的措施，节约时间。

（4）拟定时间进度表：护理管理者的工作千头万绪，事先拟订活动安排进度表可以作为一个解决时间浪费的方法。

（5）区域管理法：护理管理者可以把时间分为整体，阶段和瞬时 3 种情况来进行管理。

3. 时间管理的策略

（1）时间的管理应定量化，并详细记录每天时间消耗过程，管理者要将每项工作按先后顺序及重要程度确定具体时间，并严格遵守。

（2）可根据体力和精力状况安排工作内容，充分利用自己的最佳时间。

（3）管理者安排时间表时，应将重要事件安排在无干扰时处理，集中完成。

（4）管理者通过适当授权他人可增加自己的工作时间。

（5）管理者应学会拒绝干扰自己正常工作的事。

五、决策

1. 决策的概念，类型及步骤

（1）概念：决策是指组织或个人为了解决当前和未来可能发生的问题，从确定行动目标拟定论证，选择和实施方案的整个活动过程。包括决策者，决策目标，决策的信息，决策环境和决策的后果五个要素。

（2）**类型**：按决策的重要性划分为**战略决策**（指与确定组织发展方向和长远目标有关的重大问题的决策。具有全局性，长期性和战略性解决的是"干什么"的问题。）和**战术决策**（为完成战略决策所规定的目标而制定的组织在未来一段较短的时间内的具体的行动方案，解决的是"如何做"的问题）。按决策的性质划分为程序化决策（又称非常规决策，一般只涉及面广，偶然性大，不定因素多，无先例可循，无既定程序可依的决策）。

（3）步骤：包括确立问题，确定目标拟订方案，方案评估，方案选择，方案实施和追踪评价。

2. **团体决策**

（1）概念：是指有两个人以上的群体完成的决策方式。

（2）方法：包括**头脑风暴法**（为了克服障碍，产生创造性方案的一种简单方法，原则是鼓励一切有创见的思想，禁止任何批评）；**名义集体决策**（指参加集体决策的成员面对面的接触，全部意见提出来之前成员之间不进行讨论，所有方案都提出之后再进行讨论直到达成一致意见）；**德尔菲法**（又称专家意见法，该法要求参加决策的成员都是专家和内行）及**电子会议法**（利用现代计算机技术改善群体决策的一种方法）。

试题精选

一般由高层领导集体采用定量和定性分析方法结合而做出的是

A. 战略决策   B. 战术决策   C. 程序化决策

D. 非程序化决策   E. 确定型决策

答案：A

第4单元　组织

一、概述

1. 概念　组织是指按照一定的目的，程序和规律组成的一种多层次，多岗位，以及具有相应人员隶属关系的权责角色结构。他是职、责、权、利四位一体的机构。组织的基本要素包括组织目标、组织任务、职权与责任、技术力量和适应与发展。

2. 组织的类型分为**正式组织**和**非正式组织**两种类型。

3. 组织结构的基本类型

（1）**直线型组织结构**：特点是组织系统职权中组织上层流向组织基层上下级关系是直线关系。即命令与服从的关系。组织内部不设参谋部门。

（2）**职能型组织结构**：特点是采用按职能分工实行专业化的管理办法来代替直线型的全能管理者，各职能部门在分管业务范围内直接指挥下属。

（3）**直线-参谋型组织结构**：特点是吸收了上述两种结构的优点设置两套系统，一套是直线指挥系统，另一套是参谋系统。

下列属于非正式组织特征的是

A. 有共同的目标

B. 有明确的信息沟通系统

C. 讲究效率

D. 分工专业化

E. 由组织成员之间共同的兴趣爱好自发形成

答案：**E**

二、组织设计

1. 概念　组织设计是指管理者将组织内各要素进行合理组合，建立和实施一种特定组织结构的过程。

2. 步骤　包括确定组织目标，分解总目标，拟定分目标，确认和分类各项业务活动，根据资源来划分业务工作，授予职权和职责以及将组织连成一体。

3. 原则　**目标统一的原则，分工协作的原则，有效管理幅度的原则**（指组织中的管理人员之间管辖下属的人数应是适当的，才能保证组织有效的运行），**最少层次原则**（管理最少层次原则是指在保证组织合理有效运转的前提下，应尽量减少管理层次，一般情况下组织越大层次越多，但从高层领导到基层领导以 2 ～ 4 个层次为宜），**责权一致的原则，集权与分权相结合的原则和稳定性与适应性相结合的原则。**

4. 要求　精简机构，避免重叠，统一组织内的权利使各部门，各环节，组织成员组成高效的结构形式。

5. 结果　组织设计的结果是形成组织结构，组织结构的模式可用以下方式来表示：①组织图也称组织树，用图形表示组织整体结构，职权关系及主要职能。组织图一般描述下列几种组织结构及管理关系方面的信息：权力结构，沟通关系，管理范围及分工情况，角色结构和组织资源流向等。②职位说明书是说明组织内部的某一特定职位的责任，义务，权利以及其工作关系的书面文件，包括职位名称及素质能力要求，工作内容和工作关系等。③组织手册是职位说明书与组织图的综合，用以说明组织内部各部门的职员职责及每一个职位的主要职能，职责，职权及其相互关系。

组织中的主管人员直接管辖的下属的人数应是适当的，才能保证组织的有效运行，是指

A. 统一指挥原则　　　　　　B. 分工协作的原则　　　　　　C. 有效管理幅度的原则

D. 责权对等原则　　　　　　E. 管理层次原则

答案：**C**

三、组织文化

1. 概念　组织文化是指一个组织在**长期**发展过程中所形成的**价值观，群体意识，道德规**

范，行为准则，特色，管理风格以及传统习惯的总和，属于管理的软件范围。组织文化不是组织表面的经营活动和文化活动而是隐藏在背后的**价值因素**和**精神源泉。护理价值观是组织文化的核心。**

2. 特点 ①**文化性**：是组织文化区别于组织其他内容的根本点；②**综合性**；③**自觉性**：是组织文化具有管理功能的前提条件；④**实践性**。

3. 护理组织文化 护理组织文化是在一定的社会文化基础上形成的具有护理专业自身特征的一种群体文化，**它是被全体护理人员接受的价值观念和行为准则。**

试题精选

护理组织文化的核心是

A. 组织领导　　　　B. 护理价值观　　　　C. 护理伦理
D. 护理制度　　　　E. 道德规范

答案：**B**

四、临床护理组织方式

1. **个案护理** 是由一名护理人员在其当班期间承担一名病人所需要的全部护理，其护理形式是一对一的关系。

（1）优点：护士及时全面观察病人的病情变化，实施全面、细致、高质量的护理，增加与病人直接沟通的机会，及时解决病人身心方面的问题，护士职责任务明确，责任心增强，有利于培养护士发现问题，解决问题的能力。

（2）缺点：护士轮换频繁，护理缺乏连续性，所需费用高，人力消耗多。

2. **功能制护理** 是以工作为中心的护理方式，护士长按照护理工作的内容分配护理人员，每 1～2 名护士负责其中一个特定任务，各班护士相互配合，共同完成病人所需的全部护理，护士长监督所有工作。

（1）优点：节省人力、经费、设备、时间，护士长便于组织工作有利于提高护士技能操作的熟练程度，工作效率较高，分工明确，有利于按护士的能力分工。

（2）缺点：护士，病人的心理和社会因素，护理缺乏整体性，护患之间缺乏沟通和理解，易发生冲突，护理工作被视为机械性和重复性的劳动，护理人员不能发挥主动性和创造性。易产生疲劳厌烦情绪，工作满意度降低。

3. **小组护理** 是将护理人员分成若干小组，每组有一位管理能力和业务能力较强的护士任组长，在组长的策划和组员的参与下为一组病人提供护理服务。

（1）优点：便于小组成员协调合作，相互沟通，工作气氛好有助于护理工作有计划地进行，使病人得到较全面的护理，充分发挥本组成员的能力、经验与才智，工作满意度较高。

（2）缺点：对病人的护理，由小组负责病人接受的仅是片段的整体护理，所需人力较多，对组长的管理技巧和业务能力要求较高。

4. **责任制护理** 是在生物 - 心理 - 社会医学模式影响下产生的一种新的临床护理模式，强调以病人为中心，由两位责任护士运用护理程序的工作方法对所负责的病人从入院到出院提供连续的、全面的，整体的护理组织方式。

（1）优点：病人获得整体的，相对连续的护理，安全感与归属感增加。护士工作的独立性增强，护士的责任感，求知感和成就感增加。工作兴趣和满意度增加，加强与病人，家属及其他医务人员的沟通，合作性增加。

（2）缺点：责任护士的业务知识和技能水平要求高，须接受专业培训，所需人力、物力多。费用较高，常受人员编制、素质等方面的限制。

5. **整体护理** 以人的功能为整体论的健康照顾方式。宗旨是一服务对象的中心。

第 5 单元 护理人力资源管理

一、人员管理概述

1. 人员管理的概念和意义 人员管理，也称人力资源管理，是对各种人员进行恰当而有效的选聘，培训和考评。**人员管理的意义，人是最重要的财富和资源**。任何组织的发展都离不开对人的管理，人员管理，不仅可以发现选聘，使用和培养最优秀的人才，还可以充分调动人的积极性，达到人尽其才，才尽其用，提高工作效率和实现组织目标的目的。同时为组织的发展提供人力资源储备。医院要生存和发展，必须重视对人的管理。

2. 人员管理的基本原则 ①**职务要求明确**（对设置的职务及相应的职责，应有明确要求）。②**责权利一致**：为达到工作目标应使人员的职责，权利和利益相一致。③**公平竞争**（对组织内外人员一视同仁的公平竞争，才能得到合适的人选）。④**用人之长**。⑤**系统管理**（将人员的选拔，使用，考评和培训作为紧密联系的整体，在使用中加强培训与考评）。

二、护理人员编设与排班

1. 护理人员编设的原则及影响因素

（1）编设原则：①**满足病人护理需要**：病人护理需要是编设护理人员数量与结构的主**要依据**。②**结构合理**：合理编设护理人员，主要体现在护士群体的结构比例。③**优化组合**：对护理人员进行优化，合理组合，使不同年龄阶段，个性与特长的护理人员能够充分发挥个人潜能，做到各尽所长，优势互补。④**经济效能**：护理管理者在编设和使用护理人员时，应在保证优质高效的基础上减少人力成本的投入。⑤**动态调整**：护理人员编设应不断吸引具有新观念，新知识，新技术的护理人员，并同时加强对护理人员的规范化培训和继续教育，以适应医院发展。

（2）影响因素：①工作量和工作质量；②人员素质；③人员比例和管理水平；④工作条件；⑤政策法规；⑥社会因素。

2. 护理人员编设的计算法

（1）按实际工作量计算法：根据医院各科室工作岗位的实际工作量，员工的工作效率，工作班次和出勤率为依据确定人员编制的方法。在对每一项护理操作或任务项目测定基础上，还要根据目前我国按原形分类法将病人分为一级、二级、三级及特级护理，四类要求的护理内容。测定各级护理中，每位患者在 24 小时内所需平均护理时数，依此计算工作量。卫生主管部门对医院护理人员编制的要求，**卫生技术人员占医院人员总数的 70% ～ 72%，护理**

人员占其中的 **50%**，护理人员：床位为 **0.4：1**。一级医院的医护比为 **1：1**，二级和三级医院的医护比为 **1：2**。

（2）比例定员计算法：根据服务者与被服务者的数量及比例或不同"职系""职级"之间员工的比例确定人员编制的方法。

（3）护师以上专业技术职务的岗位设置及编设比例：依据 1985 年卫生部在试行专业技术职务聘任中的要求设置。

3. 护理人员的排班

（1）排班基本原则：①**满足需求原则**；②**效率原则**；③**结构合理原则**；④**公平原则**；⑤**按职上岗原则**。

（2）排班的类型：①**集权式排班**，排班者为护理部或科护士长，主要由护理管理者决定排班方案。②**分权式排班**，护士长根据本部门的人力需求状况进行有效排班。③**自我排班**，由病区护理人员自己排班可激励护理人员的自主性，提高工作满意度。

（3）影响排班的因素：①医院政策；②护理人员素质；③护理分工方式；④部门特殊需求；⑤工作时段特点；⑥排班方法。

（4）排班的方法：①每天三班制；②每天二班制。

试题精选

1. 根据卫生部《医院分级管理办法（试行草案）》中提出的三级医院床护比是

A. 1：0.30   B. 0.3：1   C. 1：0.40

D. 1：0.50   E. 1：0.60

答案：**C**

2. 关于护理人员排班的基本原则，下列不正确的是

A. 绩效原则   B. 结构合理原则   C. 效率原则

D. 公平原则   E. 分层使用原则

答案：**A**

三、护理人员的培训与发展

1. 护理人员培训

（1）新护士岗前培训：培训内容包括公共部分与专科部分，岗前培训方式有集中式，分散式，集中与分散相结合 3 种；培训方法有讲授，视听，练习，实地观察和临床带教。

（2）临床护士规范化培训：新护士经过岗前培训后，还需进行严格的规范化培训。培训方式有医院院内培训，自学临床实践，定期查房，专题讲座，读书报告会，短期培训班，实际操作训练，长期半脱产或业余学习班和科室轮转。院外培训：全脱产学习，业余大学培训。电视大学，自学高考，网络学院和国内外进修，参观及各种形式的学术交流。

2. 护理人员继续教育 是继护士规范化培训之后以学习新理论，新知识，新技术和新方法为主的一种终身性护理学教育。

（1）学分授予：继续护理学教育实行学分制，分为一类学分和二类学分。

（2）学分制管理：护理技术人员每年参加继续护理学教育的最低学分为 25 学分。

3. 护理人才的培养

（1）护理人才：是指具有系统现代化护理学知识，较强专业才能和业务优势，并对护理事业做出贡献的护理人员。护理人才的类型主要有护理管理人才，临床护理专家，护理教育人才 3 种分普通，优秀，杰出 3 个不同层次。

（2）护理人才的结构：①个体结构有品德结构，知识结构和智能结构。②群体结构有专业结构，能级结构，年龄结构和智能结构。

（3）护理人才的培养方法：①基础训练；②定向培养；③知识更新；④在实践中不断提高。

第 6 单元　领导

一、领导工作概述

1. 领导的概念与作用

（1）领导：是管理者通过影响下属达到实现组织和集体目标的行为过程，其目的是使下属心甘情愿地为组织目标而努力。有三要素：①领导是一种过程，而不是某一个体；②领导的本质是人际影响即领导者拥有影响被领导者的能力和力量；③领导的目的是群体和组织目标的实现，领导是一个社会组织系统，这个系统由领导者，被领导者，群体目标和客观环境四个要素组成，这四个要素之间的良性互动作用，就构成了领导活动的过程。

（2）领导作用：①指挥作用；②协调作用；③激励作用；④沟通作用。

（3）领导与管理的关系：领导是管理职能的重要组成部分，在管理工作中发挥着独特的功能，它不同于一般的管理。领导主要是处理变化的问题，领导者通过遇见未来前景而确定前进的目标，然后与组织内其他人员进行交流，并激励他们克服前进中的障碍去实现这一目标，而管理主要是处理问题，管理者通过制订计划，设计组织结构以及督促计划实施的结果使组织达到有序状态。

2. 领导权力与影响力

（1）领导权力：既是一种控制力又是一种影响力，主要表现在以下 5 个方面：①用人权；②决策权；③指挥权；④经济权；⑤奖罚权。

（2）领导影响力：影响力是指一个人在与他人交往中影响和改变他人心理与行为的能力。①权力性影响力是指领导者运用上级授予的权力强制下属服从的一种能力。这类影响力，对于被领导者具有强制性和不可抗性，属于外推力。②非权力影响力是由领导者个人素质和实现行为形成的自然性影响力，其产生的基础比权力影响力更广泛，作用较稳定持久，而且是潜移默化地起作用，其主要因素有品格因素、能力因素、知识因素和感情因素。

（3）权力性影响力的特点：①对下属的影响具有强迫性，不可抗性。②下属被动服从，激励作用有限。③稳定随地位的变化而改变。④靠奖惩等附加条件起作用。

非权力性影响力的特点：①影响力持久，可起潜移默化的作用。②下属信服，尊敬激励作用大。③比较稳定，不随地位而变化。④对下属态度和行为的影响起主导作用。

3. 领导工作的原理与要求

（1）领导工作的基本原理：①<u>指明目标原理</u>；②<u>协调目标原理</u>；③<u>命令一致性原理</u>；④<u>直接管理原理</u>；⑤<u>沟通联络原理</u>；⑥<u>激励原理</u>。

（2）领导工作的要求：①不断鼓舞下属的士气；②了解人们的工作期望；③注意社会环境的影响；④合理安排；⑤综合运用经济，行政与法律方法。

4. 领导理论及应用

（1）特征领导理论：领导理论学者认为成功领导者具有与生俱来的某些特征，并从领导者，身体，能力，个性，社会等多个方面进行了研究，形成特征理论。

（2）行为领导理论：研究领导者的风格和领导方式将领导者的行为划分为不同的类型，分析各类领导行为的特点与领导有效性的关系，并将各类领导行为，领导方式进行比较。以下为三种有代表性的理论。

①领导方式论：研究领导者领导方式类型以及工作方式，对员工的影响，以期寻求最佳的领导方式，领导方式论以权力定位为基本变量，把领导者在领导过程中表现出来的极端行为分为 3 种类型：a. <u>专权型</u>；b. <u>民主参与型</u>；c. <u>自由放任型</u>。

②领导行为四分图理论：两类主要领导行为是任务型领导和关心型领导。任务型领导，以工作任务为中心，注重利用各种组织资源，实现组织目标，关心型领导注意人际关系及下属的需要，乐于从下属建立相互信任，相互尊重的关系，关心并考虑员工的意见和情感，主动帮助员工解决个人问题，对员工一视同仁。

③管理方格理论：横坐标表示管理者对生产的关心程度，纵坐标表示对人的关心程度，纵横坐标，共组成81个小方格，每一个方格代表一种领导风格，其中五种典型的领导风格是：a. 协作式管理即 9.9 型管理。管理者对生产和人的关心都有高标准的要求，上下级关系协调，充分调动员工的积极性，任务完成出色。b. 中庸式管理即 5.5 型管理。管理者对工作和人都有适度的关心，保持工作与满足人的需要之间的平衡，维持一定的工作效率。c. 俱乐部式管理即 1.9 型管理。此领导风格，对人高度关心，为员工创造友好的组织气氛。领导者和善待人，态度轻松，但对生产很少关心。d. 权威式管理即 9.1 型管理。此领导风格偏重任务完成，对生产高度关心，虽能达到一定的工作效率，但不注意人的因素，不关心人，很少注意下属们的发展和士气。e. 贫乏式管理即 1.1 型管理。此领导风格对工作和人都不关心，只是以最小的努力来完成必须做的工作及维持人际关系。

（3）权变领导理论：权变理论家认为领导是一种动态的过程，领导的有效性依赖于领导行为与情景的匹配和协调一致，主要有以下 3 种理论。

①费德勒的权变理论：费德勒提出影响领导有效性的情境因素有三种。a. 上下级关系；b. 任务结构；c. 领导者职权。

②情境领导理论：又称领导生命周期理论，主要观点是领导风格应适应其下属的成熟程度。成熟度是指个体完成某一具体任务的能力和意愿有两个因素：工作成熟度和心理成熟度。随着下属由不成熟走向成熟，领导的行为，应按下列程序，逐步推移：**高工作与低关系—高工作与高关系—低工作与高关系—低工作与低关系**。工作成熟度和心理成熟度高低的结合可以形成四种类型的成熟度构型。M1 型：工作能力低，动机水平低；M2 型：工作能力低，动机水平高；M3 型：工作能力高，动机水平低；M4 型：工作能力高，动机水平高。根据

下属的成熟程度，情境理论确定了四种相对应的领导风格。a.**命令型**：对于低成熟度（M1 型）的下属，领导者可采取高工作低关系的命令型领导风格。b.**说服型**：对于较不成熟（M2 型）的下属，领导者可采取高工作高关系的说服型领导风格。c.**参与型**：对于比较成熟（M3 型）的下属，领导则可采取低工作高关系的，参与型领导风格。d.**授权型**：对于高度成熟（M4 型）的下属，领导则可采取低工作低关系的授权型领导风格。

③路径 – 目标理论：关心两大主题，即下属如何建立工作目标和工作方法，路径。领导者所扮演的角色。这一理论认为，有四种领导方式可供同一领导者在不同环境下选择使用。a. 指示型领导行为；b. 支持型领导方式；c. 参与型领导方式；d. 成就导向型领导。路径 – 目标理论影响领导方式选择的情境因素有两类：下属的个人特点和工作场所的环境特点。

试题精选

构成非权利性影响力的因素是

A. 品格因素　　　　　　B. 职位因素　　　　　　C. 年龄因素
D. 传统因素　　　　　　E. 资历因素
答案：**A**

二、授权

1. 授权的概念与意义

（1）授权：是指在不影响个人原来的工作责任的情形下，将自己的某些责任分配给另一个人并给予执行过程中所需要的职务上的权利。

（2）**授权对领导者的意义**：①减轻工作负担，使其能够集中精力研究和解决组织中的重大问题。②激发下属工作热情，培养其工作能力。③密切上下级的关系，加强协作，团结共事，**对下属的意义**：①拥有完成工作的自主权，行动权，决策权。②发挥自身才干，增强责任感，义务感和成就感。**对组织的意义**：①使领导和下属之间的沟通渠道缩短，且通畅。提高工作效率。②有利于寻求一个合适管理幅度提高管理效率。③加强组织整体力量。

2. 授权的原则和步骤

（1）授权的原则：①**合理授权**。管理者要根据工作任务的性质、难度兼顾下属的工作能力等条件选择适当的任务进行授权。②**以信为重**。管理者授权是否有效，在很大程度上取决于对下属的信任程度。③**量力授权**。管理者向下属授权应当依据给的权利范围和下属的承受能力而定。④**带责授权**。管理者授权并非推卸责任，权利下授，还要把责任留给自己，同时也必须明确被授权者的责任，将权力和责任一并授予对方。⑤**授中有控**。管理者授权不是放权，授权之后必须进行控制。⑥**宽容失败**。管理者应当宽容下属的失败，不过分追究下属的责任，而要同下属一起承担责任，分析原因，总结教训。

（2）授权的步骤：①**确定授权对象**；②**明确授权内容**；③**选择授权方式**：常用的有模糊授权、惰性授权和柔性授权。

📖 **试题精选**

授权最根本的原则是

A. 以信为重   B. 容忍失败   C. 带责授权

D. 权责对等   E. 视能授权

答案：**E**

三、激励

1. 激励概述

（1）激励：是激发鼓励的意思，作为心理学的术语，激励是指通过外部刺激，达到激发人的行为动机的一个持续的心理过程。

（2）激励的作用：**哈佛大学维廉詹姆士提出以下公式：工作绩效 = 能力 X 激励**。

这一公式表明在能力不变的条件下工作绩效大小取决于激励程度的高低，激励程度不断提高工作绩效就愈来愈大。激励程度低，工作绩效也会随之下降。

（3）激励的过程：①**洞察需要**：激励机制的**源头**；②**明确动机**：激励机制的**前提**；③**满足需要**：激励机制的**核心**；④**激励与反馈**，约束相互补充。

2. 激励理论及应用

（1）内容型激励理论：重点研究影响行为变量的性质，这种行为变量的性质由激励的原因和起激励作用的各种因素构成，通过研究人的各种需要，以达到解释和预测人的行为的目的。主要理论有：马斯洛的需要层次理论。**马斯洛把人的各种需要归纳为五大基本需要。**①**生理需要**；②**安全需要**；③**爱与归属的需要**；④**尊重需要**；⑤**自我实现的需要**。

对管理者的启示：①需要是分层次的，管理者首先要满足最迫切的需要。②对下属的需要不能一下子全部满足，因为需要一旦得到了满足，就丧失了他的激励功能。③激励是没有终点的管理者应奉行连续激励原则，使下属潜能得到递进式发挥。

麦克利兰的成就需要理论。心理学家麦克利兰认为每个人拥有三种需要。**权力**的需要，**情谊**的需要和**成就**的需要。

护理管理者应该为护理人员营造能够满足其需要的环境。达到调动他们工作积极性的目的，具有激励作用的工作环境为：①适当授权；②营造一个拥有良好人际关系的环境；③对于成就需要比较强的护理人员，让其承担具有一定挑战性的工作，并随时给予工作效果反馈，已确认其工作的进步与成就。

赫茨伯格的双因素理论。激励－保健理论简称双因素理论，此理论提出影响人们行为的因素主要有两类。保健因素和激励因素。①保健因素指与人们不满情绪有关的因素，属于工作环境或工作关系方面。②激励因素指与人们满意情绪有关的因素，属于工作本身或工作内容方面。

对护理管理者的启示。①重视保健因素对护理人员情绪的影响。②利用激励因素引发护理人员内在动力。③建立合理的奖金分配制度。

（2）行为改造型理论：此理论认为，激励目的是改造和修正人的行为，他研究如何通过外界刺激对人的行为进行影响和控制，代表理论有强化理论和归因理论。

①强化理论。人们为了达到某种目的，都会采取一定的行为，这种行为将作用于环境，根据强化目的分为正强化和负强化两种。

对护理管理者的启示。a. 要针对强化对象的不同需要，采取不同的强化措施；b. 分阶段设立目标，及时给予强化；c. 正强化和负强化都有激励作用，但应以正将化为主，负强化为辅，才会收到更好的效果。

②归因理论。人们行为的发生，或多或少与自身内部环境和外界环境因素有关。美国心理学家维娜，将成功与失败归因为四种可能性：a. 能力；b. 努力；c. 任务的难度；d. 机遇。

对护理管理者的启示：a. 了解与分析护理人员对行为的不同归因，掌握其态度与行为方向。b. 引导护理人员将成功归因于个人的能力和自己的努力，以增强他们的自信。c. 改变护理人员对失败的消极归因，调动下属的主观能动性。

（3）过程型激励理论：此理论着重研究从动机产生到采取具体行动过程的激励理论。主要有期望理论和公平理论。

①期望理论：该理论认为，某一活动对某人的激励取决于他所能得到的成果的全部期望价值与他认为达到该成果的期望概率。用公式表示就是：$M=V\times E\times I$。公式中：M 表示激励水平；V 表示效价；E 表示期望值；I 表示关联性。

对护理管理者的启示：a. 管理者应当抓多数成员认为效价最大的激励措施。b. 设置激励目标时应尽可能地加大其效价的综合值。c. 适当控制期望概率与实际概率。d. 下属对报酬持有不同的价值观，应重视下属的个人效价。

②公平理论：也称社会比较理论。基本观点：当一个人做出了成绩并取得的报酬，以后她不仅关心自己所得报酬的绝对量，而且关心自己所得报酬的相对量。

对护理管理者的启示：a. 影响激励效果的不仅有报酬的绝对值还有报酬的相对值。b. 激励时应力求客观上公平。尽管主观判断上有差异，也不致造成严重的不公平感。c. 激励过程要注意对被激励者的公平心理的引导，使其树立正确的公平观。d. 应当注意实际工作绩效与报酬之间地合理性，并注意留意对组织有特别贡献的护理人员的心理平衡。

3. 激励艺术　**激励艺术是领导艺术的重点**，是激励执行者在实施奖励和惩罚的过程中，创造性地运用激励理论和方法，为最优化，最经济，最迅速地实现激励目标所提供的各种技术和能力。激励技术有以下几个方面。

（1）了解人的真实需要

（2）把握激励的最佳时机。

（3）防止激励效应弱化。

护理管理中常用的特殊激励方法。①努力促成个人与人之间的相互信任。②让下属发现解决问题的方法。③通过密切接触，激励下属用欣赏的眼光观察下属的优点。④用适当的沟通进行激励。⑤个性化的管理。

🔲 **试题精选**

激励的核心是

A. 设置目标　　　　　　B. 及时反馈　　　　　　C. 物品奖励

D. 满足需要　　　　　　E. 确定对象

答案：D

第7单元　组织沟通

一、组织沟通概述

1. 沟通的定义与过程

（1）沟通：是指可理解的信息在两个或两个以上人群中传递和交换的过程。信息沟通必须具备3个关键环节是**发送者，信息渠道，接收者**。正确理解沟通的定义，需把握：①沟通是意义的传递；②有效的沟通是双方谁能准确理解信息的含义；③沟通是一个双向、互动的反馈和理解的过程。

（2）**沟通的过程**：①信息源指发出信息的人。②编码发送者将这些信息译成接收者能够理解的一系列符号。③传递信息通过某种通道（媒介物）将信息传递给接收者。④解码接收者将通道中加载的信息翻译成他能理解的形式。解码过程有接收、译码和理解三个环节。⑤反馈接收者将其理解的信息再返送回发送者对反馈信息加以核实和做出必要的修正。

2. 组织沟通的形式与作用

（1）组织沟通的形式：①**正式沟通**，指通过组织明文规定的渠道进行的与工作相关的信息传递和交流，她与组织结构息息相关。正式沟通的优点是效果较好，比较严肃，有较强的约束力，易于保密，可以使信息沟通保持权威性。重要和权威信息都应当采用这种沟通方式。其缺点是由于依靠组织系统层层传递速度较慢，比较刻板，不够灵活。因此组织为顺利进行工作必须要依赖非正式沟通以补充正式沟通的不足。②**非正式沟通**，是在正式沟通渠道之外的信息交流和传递，是以社会关系为基础的沟通方式，他不受组织的监督，自由选择沟通渠道。非正式沟通，可以满足员工的安全，生理，尊重，社交和自我实现需要。它的重要作用表现在：可以满足职工情感方面的需要；可以弥补正式通道的不足；可以了解职工真实的心理倾向与需要；可以减轻管理者的沟通压力；可以防止管理者滥用正式通道，有效阻止正式沟通中的信息"过滤"现象。非正式沟通的缺点主要是信息的真实性和可靠性，有时甚至歪曲事实。

（2）组织沟通的作用：①联系与协调；②激励；③改善人际关系；④创新；⑤控制。

二、沟通障碍

沟通障碍，指在沟通过程中，由于某些原因和因素导致沟通失败或无法实现沟通的目的。沟通障碍的原因：①**发送者障碍**（目的不明，表达模糊，选择失误，言行不当）；②**接收者障碍**（过度加工，知觉偏差心理障碍，思想观念上的差异）；③**沟通通道障碍**（选择不适当的沟通渠道，几种媒介互相冲突，沟通渠道过长，不合理的组织结构）。

三、有效沟通

1. 有效沟通的要求　①及时沟通是指沟通双方要在尽可能短的时间内进行沟通，并使信息发生效用。为此要做到传送及时，反馈及时和利用及时。②全面要求发送者在发送信息时，完整，全面。③准确的信息，可充分反映，发送者的意愿使接收者正确理解信息。

2. 有效沟通应遵循的原则　①**重视交谈与倾听技巧原则**。②**信息明确原则**。③**及时性原则**。④**合理使用非正式沟通的原则**。⑤**组织结构完整性原则**。

3. 有效沟通的方法　①**创造良好的沟通环境**（方法有：沟通中，少用评价语言，判断性语言，多用描述性语言系介绍情况，又探寻沟通情况。沟通，表示愿意合作与对方共同找出问题，一起寻找解决方案，绝不能企图控制和改造对方，坦诚相待，设身处地的为对方着想，认同对方的问题和处境，平等待人，谦虚谨慎，不急于表态和下结论。保持灵活和实事求是的态度鼓励对方反馈，耐心听取对方的说明和解释）。②**学会有效的聆听**。③**强化沟通能力**，关键点在于传达有效信息，上下言行一致和提高组织信任度。④**增强语言文字的感染力**。⑤**"韧"性沟通**。⑥**重视沟通细节的处理**。

4. 有效沟通的策略　①使用恰当的沟通方式；②考虑接收者的观点和立场；③充分利用反馈机制；④以行动强化语言；⑤避免一味说教。

四、沟通在护理管理中的应用

1. 谈话

（1）概念：就其本质既是人际交往又是一种信息交流，具有很强的感情色彩，谈话的作用：①监督作用；②参与作用；③人员了解作用；④指示作用。

（2）谈话的技巧：①做好谈话计划；②善于激发下级的谈话愿望；③善于启发下属讲真情实话；④掌握发问技巧，善于抓住重要问题；⑤善于运用倾听技巧。

2. 训导　是指管理者为了强化组织规章，规范下属的态度，语言和行为对下属所进行的教育活动。有效训导方法：①以平等客观严肃的态度面对下属；②具体指明问题所在；③批评，对事不对人，不要损害下属的尊严和人格；④允许下属表达自己对问题的看法和理解；⑤控制讨论实施训导时违规者会利用一切机会为自己开脱和干扰训导，因此在下属从自己角度出发，陈述事实时，必须进行控制；⑥对今后如何防范错误，提出建议并达成共识；⑦对于反复发生的错误，逐步加重处罚。

3. 会议　目的是交流信息给予指导，解决问题做出决策，要是会议达到预期效果，应把握以下环节：①做好会议的计划工作；②善于主持会议，主持会议要领有处理好议题和安排好与会者，具体把握的 4 个要点有紧扣议题、激发思维、引导合作和恪守时间；③做好会议的组织协调，要遵循的原则有明确目的性、及时应变性、果断决策性和适当灵活性；④做好会议总结。与会后工作：会后应整理会议记录和纪要，报道会议消息，宣传会议精神和对会议的执行情况进行监督和检查。

试题精选

1. 完整的信息沟通过程包括

A. 发送者、信息内容、沟通通道、接收者、分析、反馈

B. 发送者、信息内容、沟通通道、接收者、反馈

C. 发送者、编码、沟通通道、信息内容、解码

D. 发送者、编码、信息内容、沟通通道、分析、反馈

E. 发送者、编码、沟通通道、接收者、解码、反馈

答案：E

2. 沟通障碍的类型主要包括

A. 发送者的障碍、编码的障碍、语言的障碍

B. 发送者的障碍、编码的障碍、解码障碍

C. 发送者的障碍、编码障碍、反馈的障碍

D. 发送者的障碍、沟通通道的障碍、接收者的障碍

E. 发送者的障碍、接收者的障碍、反馈的障碍

答案：D

第8单元　冲突与协调

一、冲突

1. 冲突概述

（1）冲突：是由于某种差异引起的对立双方在资源匮乏时出现阻挠行为，并被感觉到的矛盾。此概念有3层含义：①必须有对立的两个方面，缺一不可。②未取得有限的资源而发生阻挠的行为。③只有当问题被感觉时才构成真正冲突。

（2）冲突观念的变迁：①传统观点；②人际关系观点；③相互作用观点。

（3）冲突的分类：①根据内容划分，可分为目标冲突，认知冲突，感情冲突和程序冲突。②根据影响划分，可分为**建设性冲突**与**非建设性冲突**，是指冲突双方目标一致，由于方法和认识不同而产生的冲突，这种冲突对组织效率有积极作用。非建设性冲突是由于双方目标不同而造成的冲突，这类冲突具有消极或破坏性作用。③根据范围划分可分为人际冲突，群体冲突和组织间冲突。

2. 冲突过程　①**潜在的对立**：冲突过程的第一步，可能存在产生冲突的条件，这些条件并不一定导致冲突，但他们是冲突产生的必要条件。②**认知和个性化**：双方对相互的不一致，有了情感上的投入，潜在的对立显现出来。③**行为意向**：介于一个人的认知，情感和外显行为之间。指双方有了从事某种特定行为的决策。④**行为阶段**：冲突双方进行的说明，活动和态度冲突行为是公开的试图实现冲突双方各自的愿望。⑤**结果冲突**：结果，有功能正常和功能失调两个。

3. 处理冲突的方法

（1）两维方式解决冲突：根据冲突双方合作性和坚持性不同程度的表现可以产生的处理方式。①**强制**：冲突一方一切以满足自身利益为出发点，不考虑给对方所造成的任何后果和影响，甚至不惜损人利己。②**合作**：当冲突双方都愿意在满足对方利益的共同前提下，通过协商寻求对方都有利的解决方案。③**回避**：在冲突发生时采取漠不关心的态度或回避双方争执，对抗的行为。④**迁就**：冲突发生，是冲突一方将维持双方合作利益关系放在第一位，做出一定程度的自我牺牲。⑤**妥协**：冲突双方都必以放弃部分利益为前提，在一定程度上满足对方的部分需求，以便在一定程度上满足双方的部分需要，从而形成折中。⑥**和平共处**，冲突各方采取求同存异，和平共处的方式，避免把一间分歧公开化。这样做属于不能消除分歧，但可以避免冲突的计划。领导者对于一些无原则的纠纷可劝导双方大事讲原则，小事讲风格。⑦**压制冲突**，建立一定法规或以上级命令压制冲突，它虽可收效于一时，但并没有消除冲突的根源。

（2）谈判方式解决冲突。

（3）护理领导者处理冲突的策略：①充分认识冲突在医院或科室内部的不可避免性。

②也许在自己的工作部门存在一定程度的分歧。③在护士之间发生冲突时，尽量让他们自己去解决。④当你亲自处理护士之间发生的冲突时，遵守两点：信任和公平。⑤确认在本部门，本科室那长期抱怨的人找出抱怨原因，并着手解决。

试题精选

冲突产生的必要条件是

A. 认知 　　　　　　B. 结果 　　　　　　C. 潜在的对立

D. 直接攻击 　　　　E. 语言对抗

答案：C

二、协调

1. 协调的含义与作用

（1）协调：从此面上看就是协商，调和之意。协调的本质在于解决各方面矛盾时，整个组织和谐一致时，每一个部门，单位和组织成员工作同既定的组织目标一致。

（2）协调的作用：①减少内耗，增加效率的重要手段。②增强组织凝聚力的有效途径。③调动员工积极性的重要方法。

2. 协调的原则要求与具体方法

（1）协调的原则：①目标导向；②勤于沟通；③利益一致；④整体优化；⑤原则性与灵活性相结合。

（2）协调的基本要求：①及时协调与连续协调相结合。②从根本上解决问题，管理者必须深入到问题，内部找出产生问题的根源，对症下药。③调动当事者的积极性。④公平合理。⑤相互尊重。

（3）协调的具体方法：①目标协调；②组织协调；③经济协调；④法纪协调。

第 9 单元　控制工作

一、控制工作概述

1. 控制的概念与重要性　控制是监视各项活动以保证他们按计划进行并纠正各种重要偏差的过程。控制的重要性：①在执行组织计划中起保障作用。②在管理职能中起关键作用。

2. 控制的类型　控制按照不同的划分依据，可分为多种类型。按控制，业务范围不同，分为技术控制和质量控制，资金控制和人力资源控制等；按控制的性质不同，分为预防控制，检查控制，矫正控制；控制内容覆盖面不同分为专题控制、专项控制和全面控制；按管理者控制和改进工作方式不同分为间接控制和直接控制等；依据纠正偏差措施的作用环节不同，分为前馈控制，同期控制和反馈控制：①前馈控制，又称预防控制或预备控制，是面向未来的控制使计划实施前采取预防措施，防止问题发生，而不是实施中出现问题后的补救。②同期控制又称为过程控制，现场控制环节，质量控制，其纠正措施是在计划执行过程中。③反馈控制又称事后控制，是在行动结束之后，对输出环节所进行的控制。

3. 有效控制的特征

（1）**明确的目的性**：控制系统都是针对具体任务，并按实际情况由控制者与受控对象共同设计出来的，因此控制系统均有明确的目的性。控制的目的是使组织实际活动与计划活动相一致，保证完成组织在计划中提出的任务和目标。

（2）**信息的准确性**：有效的控制系统，依赖于准确的数据和可靠的信息，反之，不准确或不可靠的信息，则会导致管理者在采取行动时出现偏差。

（3）**反馈的及时性**：一个有效的控制系统必须能够提供及时的反馈信息以迅速引起管理者的注意，防止因为及时解决问题给组织或个人造成损失。

（4）**经济性**：即控制系统产生的效益与其成本进行比较，应是效益大于成本，不论是经济效益还是社会效益。

（5）**灵活性**：控制系统应具有足够的灵活性，以适应各种变化和控制应善于利用各种机会控制，要随时间和条件的变化调整其控制方式。

（6）**适用性**：有效控制系统应是合理适用的。如检查方式方法，要能真实，发现问题且被护理人员接受和理解。

（7）**标准合理性**：控制的标准必须是先进，合理且能达到的，如标准太高，或不合理将不起到激励作用。

（8）**战略高度**：管理层应控制那些对组织行为有战略性影响的因素，包括组织中关键性的活动和问题控制的重点应放在容易出现偏差的地方和放在偏差造成的危害很大的地方。

（9）**强调例外**：管理层不可能控制所有的活动，因此控制手段应顾及到例外情况的发生。

（10）**多重标准**：多重标准，能够更准确地衡量实际工作如危重病人的护理质量，不能用单一生活护理标准来衡量，还应包括专科疾病护理等多重标准来衡量。

（11）**纠正措施**：有效控制系统不仅可以指出一个显著偏差的发生，而且还可以建议如何纠正这种偏差。

4. 控制的原则和条件

（1）控制的原则：①与计划相一致的原则。②同组织文化相匹配的原则。③控制关键点原则。④直接控制原则。⑤标准合理性原则。⑥追求卓越原则。

（2）控制要取得预期效果，必须具备的条件：①有明确，可衡量的标准。②具备比较实际结果和计划结果的标准，并评价两者之间差别的方法。③以目标和执行者的积极性和主动性为基础。④有畅通的信息传递渠道。⑤控制人员有较高素质。⑥有一定的控制程序和规章制度。

二、控制的基本过程和方法

1. 控制的基本过程

（1）**建立标准**：标准是评定工作成绩的尺度，是用以衡量实际成果与预计状况偏差的依据和基础。

（2）**衡量绩效**：管理者按照控制标准对受控系统的资源配置运行情况，工作成果等进行监测，并把计划执行结果与计划预想目标进行比较，从而确定是否存在偏差，以便提供纠正措施所需的最恰当的根据。

（3）**纠正偏差**：是控制的关键偏差由已发生的和将要发生的两种。在实际工作中，人们对已发生的偏差，根据其不同原因，可采取不同的纠正措施。

2.控制的基本方法和实施控制的注意问题

（1）控制的基本方法：①**预算控制**：对未来一定时期内预期取得的收入和支出所进行的计划工作。②**质量控制**：其基础是各类质量标准。③**进度控制**：对生产和工作的进程在时间上进行控制，使各项生产和作业能够在时间上相互衔接，从而使工作能有节奏地进行。④**目标控制**：将总目标分解成不同层次的分目标，并确定他们的考核标准输入被控系统，然后把被控系统的执行结果与预期的目标及标准进行对照检查，从而发现问题，采取纠偏措施。

（2）实施控制应注意的问题：①建立完整的护理质量控制系统；②强调综合、系统的控制，实行全程质量控制；③质量控制应标准化，数据化；④控制方法应具有科学性，实用性。

试题精选

护理质量管理中，属于前馈控制指标的是

A.急救物品完好率　　　　　B.压疮的治愈率　　　　　C.静脉输液操作成功率
D.护理病历书写的达标率　　E.院内感染率

答案：**A**

第10单元 护理质量管理

一、质量管理概述

1.质量管理的概念

（1）概念：①狭义的质量指的是产品质量。广义的质量，除产品质量外，还包括过程质量和工作质量，因此质量就是产品，过程和服务满足规定要求的优劣程度。②质量管理是对确定和达到质量所必需的全部职能和活动的管理按工作所处阶段不同，可分为基础质量管理，环节质量管理，终末质量管理。③质量控制是对质量的管理。④质量保证是向顾客保证企业能够提供高质量的产品。

（2）区别：**质量保证与质量管理，质量管理均侧重内部**。质量保证，主要是让外部相信，质量管理是有效的。

2.全面质量管理

（1）全面质量管理以全面顾客满意为核心，它涉及组织运行的全部过程，组织的全体员工都应具有质量的责任。全面质量管理含义有：①强烈关注顾客；②持续不断改进；③改进组织中每项工作的质量；④精确度量；⑤向员工授权。

（2）**持续质量改进是全面质量管理的重要组成部分，其本质是持续的，渐进的变革。**

试题精选

全面质量管理的重要组成部分是

A.形成组织文化

B.及时的反馈

C. 持续质量改进

D. 有效控制

E. 组织成员的质量培训

答案：C

二、护理质量标准

1. 标准和标准化管理的概念

（1）标准：是衡量事物的准则，是共同遵守的原则和规范，是对需要协调统一的技术和其他事务所做的统一规定，其特征包括：①**明确目的性**；②**严格科学性**；③**特定对象和领域**。

（2）标准化：是以具有重复性特征的事物为对象，以实现最佳经济效益为目标，有组织地制定，修改和贯彻各种标准的整个活动过程。护理质量管理的标准化就是制定，修订质量标准，执行质量标准，并不断进行标准化建设的工作过程，其主要表现形式有：①统一化（对重复性的同类工作和事务规定统一的质量要求）；②规格化（将物质、技术、质量、定型化和定量化）；③系列化（同一项工作中各个工作环节同时进行标准化的一种形式）；④规范化（选择性技术的质量标准化形式）。

（3）标准化管理：是一种管理手段和方法，是以标准化原理为指导，将标准化贯彻与管理的全过程，以增强系统整体效能为宗旨，提高工作质量与工作效率为根本目的的一种科学管理方法。其基本特征：①一切活动依据标准；②一切评价，以事实为准绳。

2. 制定标准的原则与要求及拟定标准的步骤

（1）制定标准的原则：①标准明确，建立标准时，应明确标准的类型和水平。②预防为主，重视基础质量标准，以防患于未然。③用数据说话，理想的标准应是详细说明要求的行为和结果，将其存在的状况，程度尽量用数据来表达。④所属人员参与，制定所属人员参与共同确定质量要素和标准，体现了民主管理，并有利于标准化的实施。

（2）制定标准的要求：①科学；②准确；③简明；④统一。

（3）拟定标准的步骤：①调查研究收集资料；②拟定初稿讨论验证；③报批审定公布实行。

三、护理质量管理模式

1. PDCA 循环管理

（1）概念：**就是按照计划（plan）、执行（do）、检查（check）、处理（action）4个阶段来进行质量管理，并循环不止进行下去的一种管理工作程序。**

（2）步骤：①**计划阶段**：有制定质量方针、目标、措施和管理项目等计划活动。此阶段分四个步骤：调查分析质量状况，找出存在的问题，分析调查产生质量问题的原因找出影响质量的主要因素和针对主要原因，拟定对策，计划和措施。②**执行阶段**：第四个步骤，他是按照拟定的质量目标，计划，措施具体组织实施和执行。③**检查阶段**：第六个步骤，他是把执行结果与预定目标进行对比，检查计划目标执行情况。④**处理阶段**：第七、第八两个步骤。第七步为总结经验教训，将成功经验，形成标准，将失败教训进行总结和整理并记录在案，以防再次发生类似事件。第八步是将不成功和遗留的问题转入下一循环中去解决。

（3）特点：①**大环套小环，互相促进，**直至把任务落实到每一个人，反过来小环保大环，从而推动质量管理不断提高。②阶梯式运行：每转动一周就提高一步，PDCA 4 个阶段周而复始的运转，每一循环一圈，就要使质量水平和管理水平提高一步，呈阶梯式上升，PDCA 循环的关键在于<u>"处理阶段"</u>，就是总结经验，肯定成绩，纠正失误，找出差距，避免在下一个循环中重犯错误。

2. QUACERS 模式　QUACERS 模式为质量保证，成本效益，危机管理和员工需要模式，该模式中是护理质量管理的 4 个方向，并确保均衡发展：①做好病人照顾的质量保证；②有效掌握医疗护理照顾的成本效益；③做好病人和工作人员的安全措施；④满足工作人员的需求。

试题精选

1. PDCA 循环的特点是

A. 更好地与病人的沟通

B. 大环套小环，互相促进

C. 有效帮助护理人员能力发挥

D. 满足工作人员的需求

E. 各环节互不干涉

答案：**B**

2. PDCA 管理循环的 4 个管理阶段，按照其顺序应是

A. 计划、执行、检查、处理

B. 计划、执行、反馈、检查

C. 计划、检查、反馈、执行

D. 计划、调整、执行、处理

E. 计划、调整、检查、执行

答案：**A**

四、护理质量控制内容

1. 基础护理管理

（1）基础护理管理：概念是对基础护理工作质量进行监督检查，协调和控制的方法。

（2）基础护理管理的内容：包括<u>一般护理技术管理和常用抢救技术管理</u>。

（3）基础护理管理的主要措施：①加强教育，提高认识；②规范基础护理工作制定基础护理操作规程，加强培训，考核和加强检查监督。

2. 专科护理管理

（1）专科护理：是指<u>临床各专科特有的基础护理知识和技术</u>。其特点：①专业性强；②操作复杂；③高新技术多。

（2）专科护理的内容：①疾病护理；②专科一般诊疗技术。

（3）专科护理管理措施：①疾病护理管理专科疾病护理技术常规是实施专科疾病护理的依据，也是专科疾病护理技术管理的基础工作。制定时遵循以下原则：<u>科学性和先进性，</u>

适应性和可行性，以病人为中心。②专科诊疗技术管理，需要重点抓好技术培训和技术规程建设。

3. 新业务、新技术管理

（1）新业务、新技术的论证：对拟引进和开展的新业务，新技术，开展前应进行查新和系统的论证，以保证其先进性。

（2）建立审批制度：护理新业务，新技术的开展，必须建立一整套严格的审批制度，以利于培训学习和推广应用。

（3）选择应用对象：应用对象应具备开展新业务，新技术的基本条件。

（4）建立资料档案：开展新业务，新技术的资料应及时进行整理并分类存档。

（5）总结经验不断改进：在开展新业务，新技术的过程中要不断总结经验，反复实践，在实践中创新。

4. 护理信息管理

（1）信息：泛指情报消息，指令，数据，信号等有关周围环境的知识，通常用声音，图像，文字，数据等方式传递信息，是由事物的差异和传递构成的。护理信息的特点：①**来源广泛**；②**内容繁杂**；③**随机性大**；④**质量要求高**。另外，护理信息主要是与人的健康和疾病有关的信息，由于健康和疾病处于动态变化状态之中，护理信息因而还具有**流动性**和**连续性**的特点。

（2）护理信息管理的内容：①护理信息的收集；②护理信息的处理。

（3）护理信息管理的措施：①护理部应组织学习护理信息管理的有关知识和制度，加强对护理信息管理重要性的认识，自觉地参与护理信息管理。②护理部应健全垂直护理信息管理体制，做到分级管理，实行护士—护士长—科护士长—护理部主任负责制。③加强护理人员的专业知识，新业务，新技术的学习，提高护理人员对信息的收集、分析判断和紧急处理的能力。4各级护理管理人员应及时传递反馈信息，经常检查和督促信息管理工作。

5. 预防护理缺陷的管理

（1）医疗事故：是指医疗机构及其医务人员在医疗活动中，违反医疗卫生管理法律，行政法规去，部门规章和诊疗护理规范，常规，过失造成患者人身损害的事故。**医疗事故分级：**①**一级医疗事故：造成患者死亡，重度残疾的。**②**二级医疗事故：造成患者中度残疾，器官组织损伤导致严重功能障碍的。**③**三级医疗事故：造成患者轻度残疾，器官组织损伤导致一般功能障碍的。**④**四级医疗事故：造成患者明显人身损害的其他后果的。**

（2）护理缺陷：一般只在护理活动中发生技术，服务，管理等方面的不完善和过失，他是影响医疗护理质量的重要因素。常见护理缺陷：①违反护理规范、常规；②执行医嘱不当；③工作不认真，缺乏责任感；④护理管理不善造成的缺陷。

（3）管理要点及防范措施：①对护理人员加强责任心教育，预防发生缺陷。②发挥护理指挥系统的管理职能作用，建立分层质控和管理程序。③严格贯彻操作规程和各项查对制度。④提高护理人员业务能力和技术水平，注意护理人员个人素质培养。⑤提前提出发生缺陷的薄弱环节和关键环节。⑥保证临床护理教学质量，防止实习生发生护理缺陷。⑦完善护理记录书写，加强病案保管。⑧建立护理缺陷登记报告制度，发生护理缺陷后，要积极采取补救措施以减少或消除由于护理缺陷所造成的影响及不良后果。⑨发生护理缺陷的各种有关记录，检验报告及造成事故的药品，器械等均应妥善保管，不得擅自涂改，销毁，准备鉴定。⑩护理缺陷出现后，要正确、及时处理，认真，严肃，实事求是，重在总结教训，接受教育。

试题精选

下列属于三级医疗事故的是

A. 造成病人死亡

B. 造成病人重度残疾

C. 造成病人轻度残疾、器官组织损伤导致一般功能障碍的

D. 造成病人器官组织损伤导致严重功能障碍

E. 造成病人中度残疾

答案：C

五、护理质量评价

1. 护理质量评价内容　护理质量评价是护理管理中的控制工作，是对一项工作成效大小，工作好坏，进展快慢，对策正确与否等方面做出判断的过程。

（1）护理人员的质量评价：①**基本素质评价**；②**行为过程评价**；③**行为结果评价**；④**综合评价**。

（2）临床护理活动的质量评价：基础质量评价主要着眼于评价执行护理工作的基本条件。①质量控制组织结构；②护理单元设施；③仪器；④护理人员；⑤环境；⑥各种规章制度制定及执行情况。

环节质量评价的主要内容：①开展整体护理情况，是否应用护理程序组织临床护理活动。②心理护理及健康教育数量及质量。③执行医嘱准确率，临时医嘱执行是否及时。④观察病情及治疗反应，是否动态地修改护理计划，表格记录情况。⑤是否以病人为中心，开展主动护理。⑥与后勤及医技部门的协调关系情况。常用评价指标：护理技术操作合格率；基础护理合格率；特护，一级护理合格率；各种护理表格书写合格率；一人一针一管执行率；常规器械消毒灭菌合格率。

终末质量评价是评价护理活动的最终效果及每个病人最后的护理，结果和成批病人的护理，结果质量评价。

2. 护理质量评价方法

（1）建立质量管理机构：质量管理和评价要有组织保证，落实到人。

（2）加强信息管理：注意获取和应用信息，对各种信息进行集中比较，筛选和分析，从中找出各种影响质量的不同因素，从整体出发结合客观条件作出指令进行反馈管理。

（3）采用数理统计方法发现问题：建立反映护理工作数量，质量的统计指标体系使质量评价更具科学性。

（4）常用评价方式：同级评价，上级评价，下级评价，服务对象评价，随机抽样评价。

（5）评价的时间：可为定期或不定期。

3. 常用的质量评价统计方法

（1）**分层法**：把收集来的原始书质量数据，按照一定的目的和要求加以分类整理，以

分析质量问题及其影响因素的一种方法。

（2）**调查表法**：为收集数据而设计的图表，利用统计表进行整理数据和粗略分析原因的一种工具。

（3）**排列图法**：把影响质量的因素进行合理分类，并按影响程度从大到小的顺序排列，做出排列图以直观的方法表明影响质量的主要因素的一种方法。应用排列图时，通常把因素分为 ABC 三类：在累积频率 80% 与 90% 两处画 2 条横线，把图分成三个区域，累计频率在 80% 以内的诸因素是主要因素（A 类），累计频率在 80%～90% 的是次要因素（B 类），90% 以上为一般因素（C 类）。

（4）**因果分析图法**：是整理，分析影响质量的各种原因及各种原因之间关系的一种工具。

（5）**控制图法**：是画有控制界限的图表，用来检查质量波动是否处于控制状态的一种工具。

护理学（中级）
相关专业知识模拟试卷

模拟试卷一

一、以下每一道考题下面有A、B、C、D、E五个备选答案。请从中选择一个最佳答案，并在答题卡上将相应题号的相应字母所属的方框涂黑。

1. 关于管理的职能，以下正确的是
   A. 评估、计划、指导、激励、控制
   B. 计划、指导、评估、领导、控制
   C. 评估、计划、组织、激励、控制
   D. 计划、组织、人员管理、领导、控制
   E. 计划、组织、人员管理、领导、评价

2. 管理的二重性是指
   A. 人为属性和社会属性
   B. 人际关系和自然属性
   C. 人际关系和社会属性
   D. 自然属性和社会属性
   E. 经济基础和社会属性

3. PDCA 循环管理的关键在于
   A. 计划阶段
   B. 实施阶段
   C. 确定目标阶段
   D. 处理阶段
   E. 找问题阶段

4. PDCA 循环的特点是
   A. 更好地与病人的沟通
   B. 大环套小环，互相促进
   C. 有效帮助护理人员能力发挥
   D. 满足工作人员的需求
   E. 各环节互不干涉

5. 把影响质量的因素进行合理分类，并按影响程度从大到小的顺序排列的质量评价统计方法为
   A. 调查表法
   B. 树状图
   C. 统计图
   D. 排列图法
   E. 因果分析图

6. 护理部在整体规划下，进行明确分工，并在其基础上进行有效综合，这一管理原则是
   A. 相对封闭原则
   B. 行为原则
   C. 反馈原则
   D. 整分合原则
   E. 弹性原则

7. 人本原理所对应的原则是
   A. 整分合原则
   B. 相对封闭原则
   C. 弹性原则
   D. 能级原则
   E. 反馈原则

8. ABC 时间管理的第二个步骤是
   A. 工作目标分类
   B. 列出工作目标
   C. 排列工作先后顺序
   D. 根据目标分配时间
   E. 记录时间利用情况

9. 管理中计划工作的核心是
    A. 沟通
    B. 领导
    C. 决策
    D. 控制
    E. 激励

10. 美国管理学家莱金提出的时间管理方法是
    A. 四象限时间管理法
    B. 记录统计法
    C. 区域管理法
    D. ABC时间管理法
    E. 拟定时间进度表

11. 目标管理的核心内容是
    A. 有效利用时间
    B. 保持心理健康
    C. 以自我管理为中心
    D. 激励员工的事业心
    E. 强调自我评价

12. 护理部设立了内科护士长，外科护士长，儿科护士长，妇产科护士长。该医院的组织结构属于
    A. 直线职能型结构
    B. 分部型结构
    C. 职能型结构
    D. 矩阵结构
    E. 直线型结构

13. 不属于护理人员编设原则的是
    A. 公平竞争原则
    B. 人员保障原则
    C. 成本效率原则
    D. 个人岗位对应原则
    E. 结构合理原则

14. 根据医院分级管理标准，700张床位的三级医院中，护理人员应有
    A. 140人

B. 210人
C. 280人
D. 350人
E. 360人

15 人力资源管理的内容不包括
    A. 人员的规划
    B. 人员的联系
    C. 人员的绩效评价
    D. 人员的招聘
    E. 人员的薪酬管理

16. 关于期望理论，下列描述不正确的是
    A. 重视护士之间的人际关系
    B. 重视期望目标的难度
    C. 强调期望行为
    D. 强调工作绩效与奖励一致
    E. 重视护士的个人效价

17. 激励的核心是
    A. 设置目标
    B. 及时反馈
    C. 物品奖励
    D. 满足需要
    E. 确定对象

18. 授权最根本的原则是
    A. 以信为重
    B. 容忍失败
    C. 带责授权
    D. 权责对等
    E. 视能授权

19. 沟通过程的第一步是
    A. 编码
    B. 传递信息
    C. 接收
    D. 解码
    E. 反馈

20. 管理者激发下属谈话愿望的关键措施是

A. 充分了解谈话对象的兴趣

B. 注意少采用开放性问题

C. 安排下属情绪好的时候谈话

D. 针对下属特点选择谈话方式

E. 首先要确定谈话的主题

21. 下列关于有效沟通的措施不正确的是

A. 善于抓住重要问题

B. 善于处理谈话中的停顿

C. 善于加强评论

D. 保持冷静

E. 善于掌握评论尺度

22. 冲突产生的必要条件是

A. 认知

B. 结果

C. 潜在的对立

D. 直接攻击

E. 语言对抗

23. 护理部主任查房时，发现治疗室内清洁区和污染区划分不清，立即予以纠正，提出改进措施，此种控制类型是

A. 前馈控制

B. 预先控制

C. 过程控制

D. 反馈控制

E. 事后控制

24. 控制工作的实现应具有一定依据，反映了控制的

A. 与计划相一致的原则

B. 组织结构健全原则

C. 控制关键问题原则

D. 例外情况原则

E. 控制趋势原则

25. 美国管理学家莱金提出的ABC时间管理方法中，A级目标是指

A. 可暂时搁置的目标

B. 最重要的目标

C. 较重要的目标

D. 很想完成的目标

E. 不太重要的目标

26. 护理组织文化的核心为

A. 护理程序

B. 护理质量管理

C. 整体护理观

D. 护理价值观

E. 人际沟通

27. 将自己的某些责任分派给另一个人，并给予相应的权力称为

A. 激励

B. 管理

C. 控制

D. 计划

E. 授权

28. 各班次护理人员能力相对均衡，尽量缩小各班次护理人员在技术力量上的悬殊，体现了护理排班的

A. 按职上岗原则

B. 公平原则

C. 合理结构原则

D. 满足需要原则

E. 效率原则

29. 护士排班计划和病房护理人员专业发展计划属于

A. 短期计划

B. 决策性计划

C. 战略性计划

D. 战术性计划

E. 长期计划

30. 基层的、局部的、针对具体问题的决策称为

A. 程序化决策

B. 非程序化决策

C. 目标决策

D. 战略决策

E. 战术决策

31. 以下关于组织文化的描述错误的是

A. 是组织长期生存和发展中形成的组织

B. 提高组织承诺，影响组织成员，提高组织效能

C. 是组织全体成员共同接受的

D. 是价值观、群体意识、道德规范、行为准则、特色、管理风格以及传统习惯的总和

E. 是组织经营活动和文化活动的总和

32. 人类行为区别于动物行为的重要标志是

A. 自主性

B. 适应性

C. 目的性

D. 社会性

E. 自然性

33. 老李有30年的吸烟史，近期发现有冠心病，社区护士建议他戒烟，但老李认为吸烟与疾病关系不大，拒绝了护士的建议，老李的这种行为受到的影响因素为

A. 抑制因素

B. 强化因素

C. 倾向因素

D. 习惯因素

E. 环境因素

34. 在交谈中，当对方说出某些敏感问题或难以回答的问题时，比较恰当的做法是

A. 顾左右而言他，回避问题

B. 先否定，再肯定

C. 及时否定

D. 鼓励对方继续说下去

E. 做出无明确态度和立场的反应

35. 下列属于形象传播的是

A. 广播

B. 电视

C. 网络

D. 模型

E. 海报

36. "合理营养、充足睡眠、适量运动"属于促进健康行为的

A. 日常保健行为

B. 戒除不良嗜好行为

C. 避开有害环境行为

D. 合理利用卫生服务的行为

E. 健康行为

37. 不属于健康传播的主要特点的是

A. 健康传播是维护和促进健康的行为

B. 健康传播的过程具有复合性

C. 健康传播者对传播者有特殊素质要求

D. 健康传播传递的是健康信息

E. 健康传播具有明确的目的性

38. 下列不属于健康教育效应评价内容的是

A. 疾病和死亡指标

B. 倾向因素

C. 促成因素

D. 健康相关行为

E. 强化因素

39. 不属于传播要素的是

A. 传播目的

B. 接受者

C. 信息与讯息

D. 传播效果

E. 传播者

40. 开车时系好安全带属于

A. 避开有害环境行为

B. 戒除不良嗜好行为

C. 保健行为

D. 预警行为

E. 日常健康行为

41. 对门诊患者进行健康教育的侧重点是

A. 病人的病情现状

B. 常见病的防治教育

C. 疾病治疗效果

D. 帮助病人建立健康的生活方式

E. 对患者和家属进行健康指导

42. 根据讨论的主题，选择相关的人员组成小组，小组讨论的人数一般为

A. 6～10人

B. 6～8人

C. 2～6人

D. 7～10人

E. 10～15人

43. 护士在健康教育中的角色是

A. 宣传者、学习者

B. 参与者、学习者

C. 教育者、学习者

D. 计划者、教育者

E. 计划者、学习者

44. 健康教育处方的形式属于

A. 科普

B. 咨询

C. 指导

D. 劝服

E. 医嘱

45. 健康教育的目标是

A. 改善健康相关行为

B. 提高解决健康问题的能力

C. 提高健康水平

D. 调整卫生服务方向

E. 促进健康的公共政策

46. 健康教育诊断的目的是

A. 分析影响健康的因素

B. 设计健康教育计划

C. 了解社会问题

D. 调查研究问题

E. 确定影响健康问题的因素

47. 某社区对高尿酸血症人群实施饮食干预的健康教育计划评价，不属于总结评价内容的是

A. 健康相关行为的影响因素

B. 在项目中运用的干预策略和活动

C. 目标人群不良饮食行为的改变程度

D. 对合理饮食结构知识的知晓率

E. 目标人群的健康状况

48. 患者，男性，60岁。高血压病史5年。在参加一次病房组织的健康教育讲座时对于讲座中有关冠心病方面的知识特别关注。这是受者对信息选择性的

A. 实践

B. 接受

C. 理解

D. 了解

E. 应用

49. 患者，男性，45岁。诊断高血压2级病一月余，护士通过与其交谈，了解到其关于高血压知识不足。这是健康教育程序的

A. 实施计划阶段

B. 确定目标阶段

C. 评估需求阶段

D. 制订计划阶段

E. 评价效果阶段

50. 患者，男性，35岁。因"胆囊穿孔、急性腹膜炎"急诊收入院治疗，手术治疗康复后准备出院，其出院时的健康教育内容不包括

A. 饮食

B. 继续用药情况

C. 医院规章制度

D. 定期复诊

E. 目前病情

51. 根据格林模式，评估开展健康教育的资源属于

A. 流行病学诊断

B. 社会诊断

C. 行为与环境诊断

D. 教育与生态诊断

E. 管理与政策诊断

52. 对"知信行"模式最佳的解释为

A. 强化知识、改变信念、转变行为

B. 获取知识、产生信念、形成行为

C. 获取知识、改变信念、转变行为

D. 更新知识、改变信念、转化行为

E. 获取知识、更新信念、转化行为

53. 不属于促进健康行为的特点的是

A. 灵活性

B. 规律性

C. 一致性

D. 和谐性

E. 有利性

54. 应用反馈性技巧时需注意的是

A. 直接指出存在的问题或错误言行

B. 先肯定正确的方面，再直接指出存在问题或错误言行

C. 肯定正确的言行，回避错误言行或问题

D. 先直接指出存在问题或错误言行，再肯定正确的方面

E. 先肯定正确的方面，再以建议的方式指出存在问题或错误言行

55. 健康信念模式认为，对自己的行为能力有正确的评价和判断，相信自己一定通过努力成功的采取一个导致期望结果的行动称为

A. 知觉到易感性

B. 行动诱因

C. 促进行为

D. 自我效能

E. 知觉到益处

56. 共享信息的最基本传播形式是

A. 大众传播

B. 媒体传播

C. 直接传播

D. 群体传播

E. 人际传播

57. 老刘有25年的吸烟史，近期发现有冠心病，社区护士建议他戒烟，但老刘认为吸烟与疾病关系不大，拒绝了护士的建议，老刘的这种行为受到的影响因素是

A. 强化因素

B. 习惯因素

C. 倾向因素

D. 抑制因素

E. 环境因素

58. 根据医院感染的诊断标准，属于医院感染的是

A. 发热24小时后入院

B. 入院48小时后发生的无明显潜伏期的感染

C. 入院时抽血培养结果细菌培养阳性

D. 以创伤性伤口感染收入院

E. 新生儿通过母婴传播获得的HIV抗体阳性

59. 人体正常菌群的的生理作用不包括

A. 合成部分维生素

B. 免疫功能调节

C. 定植抵抗力作用

D. 产生某些微量元素

E. 生物屏障作用

60. 具有抗吞噬作用的细菌结构是

A. 鞭毛

B. 菌毛

C. 细胞壁

D. 荚膜

E. 芽胞

61. 100～500张床位的医院，医院感染发

病率至少应低于

  A. 6%

  B. 7%

  C. 8%

  D. 9%

  E. 10%

62. 根据有关规定,医院感染的漏报率不应超过

  A. 5%

  B. 10%

  C. 15%

  D. 20%

  E. 30%

63. 医院感染监测,查阅病历的重点不应放在

  A. 细菌及真菌培养阳性的病人

  B. 首次使用抗生素的病人

  C. 器官移植的病人

  D. 昏迷的病人

  E. 早产儿

64. 调查医院感染暴发流行的基本原则和主要手段

  A. 制定有效的控制措施先查找感染源

  B. 首先采取措施再调查

  C. 边调查边采取措施

  D. 先调查再采取措施

  E. 先进行病原学检查

65. 下列消毒灭菌原则,错误的是

  A. 接触人体组织的器具必须消毒

  B. 消毒应首选物理方法,其次再考虑选择化学消毒方法

  C. 根据物品的性能选用物理或化学方法进行消毒灭菌

  D. 更换灭菌剂时,必须对用于浸泡灭菌物品的容器进行灭菌处理

  E. 氧气湿化瓶内的湿化液应用灭菌水

66. 下列对消毒剂的正确认识是

  A. 消毒之前应先清洗,否则消毒剂活性减低

  B. 2%戊二醛溶液是有效的灭菌剂,但它对金属的腐蚀性大

  C. 蒸馏水是灭菌的,也可以漂洗灭菌的器皿

  D. 含氯消毒液是非常有效的消毒剂且有效期长

  E. 碘伏对皮肤黏膜有刺激,对铜、铅等二价金属无腐蚀性

67. 以下属于高度危险物品的是

  A. 活体组织检查钳

  B. 胃镜

  C. 气管镜

  D. 呼吸机管道

  E. 子宫帽

68. 不耐热,也不耐腐蚀的医疗器械和精密仪器如内镜应选用的灭菌方法是

  A. 过氧乙酸浸泡30分钟

  B. 压力蒸汽半小时

  C. 2%戊二醛浸泡10小时

  D. 福尔马林熏2小时

  E. 3%过氧化氢浸泡半小时

69. 对呼吸机管道,喉镜等医用物品应采用的消毒方法是

  A. 高水平消毒法

  B. 中水平消毒法

  C. 低水平消毒法

  D. 机械消毒法

  E. 灭菌法

70. 属于高效消毒剂的是

  A. 碘伏

  B. 复方氯已定

  C. 过氧化氢

  D. 洗必泰

  E. 乙醇

71. 使用中的皮肤黏膜消毒液生物学监测的要求是细菌含量
    A. ≤10cfu/ml，不得检出致病性微生物
    B. ≤10cfu/ml，不得检出任何微生物
    C. ≤100cfu/ml，不得检出致病性微生物
    D. ≤100cfu/ml，不得检出任何微生物
    E. ≤200cfu/ml，不得检出任何微生物

72. 使用戊二醛溶液灭菌的常用灭菌浓度和浸泡时间是
    A. 1%，5小时
    B. 2%，5小时
    C. 1%，10小时
    D. 2%，10小时
    E. 0.5%，24小时

73. 下列卫生手消毒正确的是
    A. 各种治疗、操作前，医务人员用肥皂和流动水洗手
    B. 若手被感染性材料污染，应使用有效消毒剂搓擦2分钟后用流动水洗净
    C. 连续操作时，每接触病人一个部位后都应用快速手消毒液搓擦2分钟
    D. 为特殊传染病人连续护理时，每接触病人一个部位都应更换一副手套
    E. 手直接接触传染病病人污物后，应用流动水冲净污物再用消毒剂搓擦2分钟

74. 若需要进行下一台手术时，外科医生的手应
    A. 换一副无菌手套即可
    B. 用生理盐水进行无菌冲洗
    C. 无须处理，直接进行下一台手术
    D. 重新进行卫生手消毒
    E. 重新进行外科手消毒

75. 对于隔离室的设置，下列不正确的是
    A. 房间内备有独立空调系统
    B. 空气传播疾病病人的房间应为负压

C. 保护性隔离病人的房间应为正压
D. 应在房间内为医务人员准备洗手设备
E. 备有缓冲房间

76. 放化疗后，白细胞低的病人应采用的隔离种类是
    A. 严密隔离
    B. 保护性隔离
    C. 呼吸道隔离
    D. 消化道隔离
    E. 血液、体液隔离

77. 隔离的目的是
    A. 将传染期内的患者与其他患者分开
    B. 切断传播途径，保护易感者，最终控制或消灭感染源
    C. 利用各种医疗措施控制感染源
    D. 避免感染病人继发其他新的感染
    E. 使患者在感染控制下得到及时治疗及护理

78. 不属于外科手术预防性用药的情况是
    A. 腹腔脏器穿孔腹膜炎的手术
    B. 气性坏疽截肢术
    C. 脓肿切除术
    D. 化脓性胆囊炎手术
    E. 外科手术前肺部感染的治疗

79. 单纯乳腺良性肿瘤切除术，抗感染药物应用正确的是
    A. 术前24小时
    B. 术前3小时
    C. 切皮前0.5小时
    D. 术后1次
    E. 无应用指征

80. 符合抗感染药物合理用药的做法是
    A. 发现感染首选广谱抗生素
    B. 两种以上抗生素若无配伍禁忌可在同一溶液中静滴
    C. 急性感染症状消失后，立即停用抗生素

D. 将红霉素用注射用水溶解后放入生理盐水中静脉滴注

E. 氨基糖苷类抗生素与β-酰胺类药物可同瓶滴注

81. 败血症患者使用抗生素后病情好转，体温恢复正常后停药的时间为
  A. 1～2天
  B. 3～4天
  C. 5～6天
  D. 7～10天
  E. 10天以上

82. 不属于合理应用抗菌药物的是
  A. 外科预防用药
  B. 联合用药治疗顽固性感染
  C. 病毒性感染使用抗生素
  D. 注意给药途径、给药次数
  E. 两种抗生素不宜置于同一溶液中

83. 下列不能预防手术部位感染的措施是
  A. 尽量减少病人术后在监护室滞留的时间
  B. 用无菌蒸馏水冲洗伤口
  C. 伤口敷料被浸透应立即更换
  D. 减少室内人员流动
  E. 采用封闭式重力引流

84. 下列措施不能预防血管相关性感染发生的是
  A. 选用口径相宜、质地柔软而关节的导管
  B. 置入导管时严格无菌技术
  C. 加强插管部位的护理及监测
  D. 导管应尽量延长留置时间以减少插管次数
  E. 一旦发现局部感染或全身感染征象应立即拔管

85. 护士小刘在传染病房工作，下列自我防护措施中不正确的是
  A. 操作前后洗手
  B. 避免直接接触病人体液

C. 若被针头刺伤，首选用大量清水冲洗伤口
D. 为病人进行特殊口腔护理时佩戴护目镜
E. 定期进行身体检查

86. 患者，男性，45岁。确诊为二期梅毒，下列消毒方法中不正确的是
  A. 内衣裤、毛巾进行煮沸消毒
  B. 床单、被褥用250～500mg/L有效氯浸泡
  C. 便器用0.2%过氧乙酸擦拭
  D. 家具表面可用75%乙醇擦拭
  E. 性生活时可向生殖器官上喷涂消毒剂

87. 对被血源性传播疾病病原体污染的病床及床旁桌进行消毒处理时，可使用
  A. 0.5%的含氯消毒剂
  B. 70%的乙醇
  C. 2%的碘酊
  D. 2%的戊二醛
  E. 95%的乙醇

二、以下提供若干组考题，每组考题共同使用在考题前列出的A、B、C、D、E 五个备选答案。请从中选择一个与考题关系密切的答案，并在答题卡上将相应题号的相应字母所属的方框涂黑。每个备选答案可能被选择一次、多次或不被选择。

（88 — 89题共用备选答案）
  A. 卢因
  B. 德鲁克
  C. 法约尔
  D. 西蒙
  E. 梅奥

88. 提出人际关系理论的是
89. 提出管理决策理论的是

（90—91题共用备选答案）

A. 个案护理

B. 功能制护理

C. 小组护理

D. 责任制护理

E. 整体护理

90. 一名护理人员负责一位病人全部护理内容的临床护理方式属于

91. 护理管理人员将护理活动按照功能分类，再根据本科室护理人员的个人能力及任职资格进行分工每个护理人员从事相对固定的护理工作。此临床护理方式属于

（92—93题共用备选答案）

A. "加强目标地区胃肠道定期体检工作"

B. "加强40～60岁目标人群定期体检工作"

C. "加强玉林社区40～60岁人群定期体检工作"

D. "目标社区3～7岁儿童患急性感染性腹泻在5年内下降10%"

E. "通过早期筛查提高胃癌早期诊断率以提高胃癌治愈率和5年存活率"

92. 正确的健康教育项目计划目的的阐述是

93. 正确的健康教育项目计划目标的阐述是

（94—95共用备选答案）

A. 暗示效应

B. 测量者的成熟性

C. 评定错误

D. 霍桑效应

E. 回归因素

94. 影响健康教育评价结果的测量者因素是

95. 影响健康教育评价结果的测量对象因素是

（96—98题共用备选答案）

A. $\leq 5cfu/cm^3$

B. $\leq 10cfu/cm^3$

C. $\leq 50cfu/cm^3$

D. $\leq 100cfu/cm^3$

E. $\leq 15cfu/cm^3$

96. 传染科病房物体表面的细菌总数应

97. 普通手术室物体表面的细菌总数应

98. 层流洁净病房空气中的细菌总数应

（99—100题共用备选答案）

A. 医源性感染、自身感染

B. 内源性感染、交叉感染、外源性感染

C. 医源性感染、交叉感染、自身感染

D. 内源性感染、外源性感染

E. 医源性感染、交叉感染

99. 按感染途径医院感染可分为

100. 按病原体的来源医院感染可分为

模拟试卷二

一、以下每一道考题下面有 A、B、C、D、E 五个备选答案。请从中选择一个最佳答案，并在答题卡上将相应题号的相应字母所属的方框涂黑。

1. 管理方法中"经济方法"的缺点是
   A. 管理效果受决策者水平限制
   B. 易导致只顾经济利益的倾向
   C. 易犯官僚主义的错误
   D. 受社会因素影响
   E. 使用范围广泛

2. 护理管理学受多种因素的影响，涉及多个学科领域，体现了护理管理学的
   A. 系统性
   B. 综合性
   C. 规范性
   D. 广泛性
   E. 艺术性

3. PDCA 管理循环的四个管理阶段，按照其顺序应是
   A. 计划、执行、检查、处理
   B. 计划、执行、反馈、检查
   C. 计划、检查、反馈、执行
   D. 计划、调整、执行、处理
   E. 计划、调整、检查、执行

4. PDCA 循环中："对检查结果进行分析，评价，总结"的阶段是
   A. 计划阶段
   B. 执行阶段
   C. 反馈阶段
   D. 检查阶段
   E. 处理阶段

5. 符合法律法规和规章制度的要求，而且能满足病人的需要，体现了制定标准的
   A. 可衡量原则
   B. 科学性原则
   C. 先进行原则
   D. 实用性原则
   E. 严肃性和相对稳定性原则

6. 护理质量评价结果分析中分析和表示某一结果与其原因之间的关系的分析法是
   A. 分层法
   B. 排列图法
   C. 调查表法
   D. 因果图法
   E. 控制图法

7. 反馈原则主要反映了现代管理原理中的
   A. 系统原理
   B. 人本原理
   C. 动态原理
   D. 效益原理
   E. 平衡原理

8. 被称为科学管理之父的是
   A. 泰勒
   B. 法约尔
   C. 韦伯
   D. 梅奥
   E. 麦格雷戈

9. 人际关系学说的提出者是
   A. 泰勒
   B. 西蒙
   C. 马斯洛
   D. 法约尔
   E. 梅奥

10. 按计划的表现形式划分，静脉输液操作流程属于
    A. 任务
    B. 规则
    C. 程序
    D. 规划
    E. 策略

11. 计划的概念是
    A. 确定目标和实现目标的途径
    B. 工作或行动之前拟定的方案
    C. 一种多层次、多岗位的权责角色结构
    D. 拟定、论证和实施方案的整个活动过程
    E. 为提高时间利用率而进行的一系列活动

12. 某科室的目标是提高护理人员的业务素质，则可行的备选方案有
    A. 加强护士职业防护
    B. 减少科室护士人数
    C. 加强护理文化建设
    D. 注重护士人际关系
    E. 聘请护理专家进行专题讲课

13. 目标管理的基本精神是
    A. 以绩效为中心
    B. 以自我管理为中心
    C. 以控制为中心
    D. 以成果为中心
    E. 以质量为中心

14. 下列不是目标管理的特点的是
    A. 强调整体性管理
    B. 领导协议授权
    C. 强调管理者与被管理者共同参与
    D. 强调自我评价
    E. 强调自我管理

15. 护理组织文化的核心是
    A. 组织领导
    B. 护理价值观
    C. 护理伦理

    D. 护理制度
    E. 道德规范

16. 下列属于非正式组织的特征的是
    A. 有共同的目标
    B. 有明确的信息沟通系统
    C. 讲究效率
    D. 分工专业化
    E. 由组织成员之间共同的兴趣爱好自发形成

17. 对于排班的基本原则，不正确的是
    A. 满足需求原则
    B. 结构合理原则
    C. 保持各班工作量绝对均衡
    D. 效率原则
    E. 公平原则

18. 关于护理人员排班的基本原则，下列不正确的是
    A. 绩效原则
    B. 结构合理原则
    C. 效率原则
    D. 公平原则
    E. 分层使用原则

19. 某医院内科病房有床位40张，床位使用率为80%，平均护理时数为3.3小时，每名护士每天工作8小时，机动编制数占20%，请问该科应配备的护士数量为
    A. 30人
    B. 25人
    C. 20人
    D. 15人
    E. 16人

20. 关于授权的解释，以下正确的是
    A. 授权者对被授权者没有指挥权
    B. 授权是将自身的权力授予下属
    C. 授权者自身有监督权和最终责任
    D. 授权与分权相同

E.授权影响个人原来的工作责任

21.沟通障碍的类型主要包括
  A.发送者的障碍、编码的障碍、语言的障碍
  B.发送者的障碍、编码的障碍、解码障碍
  C.发送者的障碍、编码障碍、反馈的障碍
  D.发送者的障碍、沟通通道的障碍、接收者的障碍
  E.发送者的障碍、接收者的障碍、反馈的障碍

22.将信息发出者的意图进行处理产生出具体信息，沟通步骤为
  A.传递信息
  B.编码
  C.解码
  D.反馈
  E.信息源

23.护理学院教师不能越过护理部和护士长直接向临床教师布置任务。体现的一原则为
  A.非正式沟通策略原则
  B.及时性原则
  C.组织结构完整性原则
  D.准确性原则
  E.有效性原则

24.冲突以问题的中心展开争论，冲突双方愿意了解对方的观点。这种冲突属于
  A.认知冲突
  B.建设性冲突
  C.组织间冲突
  D.程序冲突
  E.破坏性冲突

25.组织为完成某一目标而制定的具体行动方案称为
  A.个人决策
  B.集体决策

  C.宏观决策
  D.战略决策
  E.战术决策

26.功能制护理的特点不包括
  A.节省人力
  B.分工不明确，不利于按护士能力分工
  C.每个护理人员从事相对固定的护理活动
  D.存在满足服务对象的整体需要不足
  E.不利于护患沟通

27.当冲突双方都愿意了解冲突的内在原因，分享信息，在满足自己利益的同时与满足对方的需要，便会协商寻求对双方都有利的解决方案，此解决方法是
  A.协作
  B.迁就
  C.合作
  D.妥协
  E.回避

28.一个有生命力的系统，必须不断地与外界环境进行能量、信息的交换，要不断地适应外界环境的变化。这反映了系统特性的
  A.整体性
  B.相关性
  C.层次性
  D.目的性
  E.环境适应性

29.在护理管理中全面贯彻以人为本的护理和管理，采取各种激励措施维持和调动护理人员的积极性，这体现的是
  A.科学管理
  B.人性理论管理
  C.人际关系理论
  D.行为科学管理
  E.行政组织管理

30.美国管理学家莱金提出的 ABC 时间管

理方法中，B级目标指
- A. 必须完成的目标
- B. 最重要的目标
- C. 较重要的目标
- D. 很想完成的目标
- E. 不太重要的目标

31. 各班次护理人员能力相对均衡，缩小各班次护理人员在技术上的悬殊体现了护理排班的
- A. 按职上岗原则
- B. 公平原则
- C. 合理结构原则
- D. 满足需要原则
- E. 效率原则

32. 人际传播过程中，最重要的信息交流是
- A. 肢体信息
- B. 语言信息
- C. 文字信息
- D. 情感信息
- E. 声像信息

33. 下列符合知信行模式的是
- A. 了解酗酒的危害和戒酒的益处→了解戒酒可能遇到的困难→产生戒酒信心和（或）行为
- B. 了解酗酒的危害→了解戒酒的益处→产生戒酒信心和（或）行为
- C. 了解酗酒的危害→形成酗酒有害健康的观念→产生戒酒信心和（或）行为
- D. 了解酗酒的危害→形成酗酒的积极态度→产生戒酒信心和（或）行为
- E. 了解酗酒的危害→了解戒酒的益处和可能遇到的困难→产生戒酒信心和（或）行为

34. 人的躲避行为与人类行为适应形式密切相关，为人类的适应行为奠定基础的是
- A. 反射

- B. 应激
- C. 适应
- D. 反馈
- E. 应对

35. 人作用于行为客体时的方式、方法及所应用的工具称为
- A. 行为结果
- B. 行为目的
- C. 行为手段
- D. 行为环境
- E. 行为客体

36. 3～12岁儿童的行为发展处于
- A. 自由发展阶段
- B. 主动发展阶段
- C. 自主发展阶段
- D. 被动发展阶段
- E. 巩固发展阶段

37. 传播媒介的选择原则最具有决定性的是
- A. 保证效果原则
- B. 针对性原则
- C. 速度快原则
- D. 可及性原则
- E. 经济性原则

38. 传播属于
- A. 传递观念的行为
- B. 传递知识的行为
- C. 传播态度的行为
- D. 传播观点的行为
- E. 传播信息的行为

39. 护理人员应用反馈性技巧时需注意的是
- A. 直接指出存在的问题或错误言行
- B. 先直接指出存在问题或错误言行，再肯定正确的方面
- C. 肯定正确的言行，回避错误言行或问题
- D. 先肯定正确的方面，再以建议的方式指出存在问题或错误言行

E. 先肯定正确的方面，再以建议的方式指出存在问题或错误言行

40. 小组讨论开始时，常常出现与会者沉默不语的困境，预先设计一些组织讨论方法可以有效地克服这一局面，以宣传画、播放短片、小录像等方式以
    A. 打破僵局
    B. 开场白
    C. 开始讨论
    D. 结束讨论
    E. 鼓励发言

41. 对患者健康教育目标陈述错误的是
    A. Who 是指谁来实施教育
    B. How to measure 是指如何测量这种变化
    C. How much 指变化程度
    D. When 是指在多长期限内实现这种变化
    E. What 是指实现什么变化

42. 下列属于高可变行为的特点是
    A. 社会赞成的行为
    B. 与文化传统或传统的生活方式密切相关
    C. 正处于发展时期，或刚刚形成的行为
    D. 形成时间较短
    E. 合法行为

43. 根据健康信念模式，若要促使人们采取促进健康行为、戒除危害健康行为，则首先应使其
    A. 相信自己有能力克服困难改变不健康行为
    B. 认识到其行为对健康的危害程度
    C. 考虑采取某种健康行为所花费的成本
    D. 了解其对某种疾病的易感性
    E. 确定其采纳某种健康行为的信心

44. 关于健康教育和卫生宣教区别的描述，下列选项正确的是
    A. 健康教育与卫生宣教含义相同
    B. 卫生宣教不是单一方向的信息传播

C. 健康教育既有调查又有干预，有计划、有组织、有评价的，涉及多层多方面的对象和内容的系统化活动。
D. 健康教育作为一种辅助方法为卫生工作某一时间的中心任务服务
E. 健康教育包含卫生宣教

45. 关于医院健康教育的描述，错误的是
    A. 有效解决看病贵、看病难的问题
    B. 分为广义的健康教育和狭义的健康教育
    C. 仅以住院患者为服务对象
    D. 以医疗保健机构为基础，为改善患者和家属、医院职工和社区居民的健康相关行为进行有计划、有目的、有系统的健康教育活动
    E. 以防治疾病、促进身心健康为目的

46. 患者健康教育程序是
    A. 评估需求、制订计划、实施计划、评价效果
    B. 确定目标、评估需求、制订计划、实施计划、评价效果
    C. 确定问题、制订计划、实施计划、评价效果
    D. 设立目标、确定问题、制订计划、实施计划、评估效果
    E. 评估需求、制定目标、制订计划、实施计划、评估效果

47. 健康传播效果中的最高层次为
    A. 态度有利于健康转变
    B. 健康信念认同
    C. 采纳健康的行为和生活方式
    D. 对健康生活方式的认同
    E. 知晓健康信息

48. 健康促进的基本策略是
    A. 倡导、协调、支持
    B. 倡导、支持、调整
    C. 倡导、赋权、协调

D. 调整、倡导、赋权

E. 调整、赋权、支持

49. 健康促进的目的是改变
 A. 患者不健康行为
 B. 群体不健康行为
 C. 不良嗜好
 D. 政府职能
 E. 卫生服务方向

50. 健康教育的措施必须因人而异、因势利导，主要由于人类行为具有
 A. 目的性
 B. 社会性
 C. 自然性
 D. 差异性
 E. 应激性

51. 健康教育的核心问题是
 A. 进行健康宣教
 B. 促进医疗模式的转变
 C. 促进个体或群体改变不健康的行为与生活方式
 D. 促进人与环境的协调发展
 E. 预防和控制疾病

52. 健康教育的目标是
 A. 促进健康的公共政策
 B. 提高解决健康问题的能力
 C. 改善健康相关行为
 D. 提高健康水平
 E. 调整卫生服务方向

53. 健康教育的前提是
 A. 避免或减少暴露与危险因素
 B. 自觉的采纳有利于健康的生活方式
 C. 传播健康信息
 D. 调查研究
 E. 提高健康水平

54. 健康教育的实质是

A. 了解和掌握健康知识
B. 提高身体素质
C. 预防和控制疾病
D. 行为干预
E. 发展个人技能

55. 健康教育的主要措施为
 A. 传播健康信息
 B. 传播保健信息
 C. 提供急救技术
 D. 传播防病知识
 E. 提供医疗知识

56. 健康教育的最终目的是
 A. 提高生活质量
 B. 调整卫生服务方向
 C. 改善相关行为
 D. 预防和控制疾病
 E. 创造健康环境

57. 下列情况可以诊断为医院感染的是
 A. 对于无明确潜伏期的疾病，入院后48小时内发生的感染
 B. 皮肤黏膜开放性伤口只有细菌定植而无炎症表现
 C. 由于诊疗措施激活的潜在性感染，如结核杆菌的感染
 D. 新生儿经胎盘获得（出生后48小时内发病）的感染
 E. 患者原有的慢性感染在住院期间急性发作

58. 人体内正常菌群的描述，正确的是
 A. 绝大部分是需氧菌
 B. 可在肠道内合成维生素E、维生素A等
 C. 可在皮肤上形成一层非特异的保护膜，抵抗微生物侵袭
 D. 肠道菌群有降低血酯的作用
 E. 是特异性免疫功能的组成部分

59. 关于耐甲氧西林金黄色葡萄球菌的描述，错误的是
    A. 首选青霉素治疗
    B. 对全身各系统均可引起感染
    C. 耐多种抗菌药物
    D. 有活动性金黄色葡萄球菌感染的病人是主要感染源
    E. 医务人员中可有慢性携带者

60. 根据卫生部医院感染管理规范的要求，500张病床以上的医院Ⅰ类切口手术部位感染率应低于
    A. 0.5%
    B. 1%
    C. 2%
    D. 3%
    E. 4%

61. 医院感染发生率是
    A. 暴露组与非暴露组医院感染概率之比
    B. 特定部位感染危险人群中新发生该部位医院感染的频率
    C. 在一定时间和一定人群中新发生的医院感染的频率
    D. 用来统计处于危险人群中新发生医院感染的频率
    E. 一定时间内在一定危险人群中实际感染例数所占百分比

62. 每项医院感染目标监测开展的期限不应少于
    A. 1年
    B. 2年
    C. 3年
    D. 4年
    E. 5年

63. 医疗机构发生医院感染暴发时，报告当地卫生行政部门的时间是
    A. 2小时内
    B. 3小时内
    C. 6小时内
    D. 12小时内
    E. 24小时内

64. 灭菌是指杀灭外环境传播媒介物上的
    A. 细菌和病毒
    B. 细菌繁殖体
    C. 病原微生物
    D. 有害微生物
    E. 所有微生物

65. 下列不符合消毒灭菌原则的是
    A. 接触皮肤黏膜的器具和用品必须消毒
    B. 感染病人用过的医疗器材，应彻底清洗干净后，再消毒或灭菌
    C. 手术器具及物品、各种穿刺针等首选压力蒸汽灭菌
    D. 油、粉、膏等首选干热灭菌
    E. 内镜可选用2%戊二醛浸泡灭菌

66. 对手术器械进行消毒灭菌时首选
    A. 等离子体灭菌
    B. 压力蒸汽灭菌
    C. 电离辐射灭菌
    D. 2%戊二醛浸泡灭菌
    E. 紫外线照射消毒

67. 耐高温、耐湿度的物品和器械首选的灭菌方法是
    A. 甲醛气体熏蒸
    B. 消毒液浸泡
    C. 压力蒸汽灭菌
    D. 环氧乙烷
    E. 高温煮沸

68. 下列不是化学消毒法的是
    A. 漂白粉浸泡
    B. 紫外线照射
    C. 乙醇擦拭
    D. 过氧乙酸溶液浸泡

E. 戊二醛浸泡

69. 碘酊属于
A. 清洁剂
B. 高效类消毒剂
C. 灭菌剂
D. 中效类消毒剂
E. 低效类消毒剂

70. 消毒剂生物学监测的要求是
A. 细菌含量<50cfu/ml，不得检出致病性微生物
B. 细菌含量<50cfu/ml，不得检出任何微生物
C. 细菌含量<100cfu/ml，不得检出致病性微生物
D. 细菌含量<100cfu/ml，不得检出任何微生物
E. 细菌含量<500cfu/ml，不得检出任何微生物

71. 环氧乙烷气体灭菌效果生物监测的时间要求是
A. 每日
B. 间日
C. 每周
D. 每月
E. 每季度

72. 肠道传染病病原体污染手和皮肤，可采用每升含多少毫克有效氯的碘伏擦拭作用3～5分钟
A. 200
B. 500
C. 1000
D. 2000
E. 5000

73. 下列不是洗手指征的是
A. 接触病人前
B. 进行无菌技术操作前

C. 接触血液、体液和被污染物品前
D. 戴口罩和穿脱隔离衣前
E. 脱手套后

74. 隔离室病人用后的体温计用于其他病人前须经处理的方法是
A. 清水冲洗
B. 肥皂水清洁
C. 低水平消毒
D. 中水平消毒
E. 高水平消毒

75. 隔离室物体表面终末消毒的最有效方法是
A. 甲醛熏蒸
B. 紫外线照射
C. 来苏液擦拭
D. 乳酸熏蒸
E. 含氯消毒液擦拭

76. 关于感染病人隔离室内物品的处理，错误的是
A. 体温计专人使用，用后须经高水平消毒才能用于其他病人
B. 同病原菌感染者可共用血压计和听诊器
C. 病历不可接触污染物品
D. 病历不应带进隔离室
E. 标本应经消毒处理后再丢弃

77. 关于隔离法描述不正确的是
A. 严密隔离的病人禁忌走出隔离室
B. 水痘病人隔离病室应有防蚊设施
C. 接触多重耐药病菌感染的病人不可直接接触下一个病人
D. 消化道隔离病室应有防蝇设施
E. 接触飞沫传播疾病的病人时，需戴口罩

78. 患者，男性，55岁。直肠癌，行Mile's手术，以下预防抗生素使用正确的是
A. 术前24小时给予不吸收的口服抗生素
B. 术前应用万古霉素作为预防性用药

C. 术前48小时静脉给予一次足量抗生素

D. 术中连续给予抗生素，以维持适当的血药浓度

E. 术后预防抗生素使用应大于72小时

79. 急性细菌感染评价抗菌药物的治疗效果应在

A. 6～12小时后

B. 12～24小时后

C. 1～2天后

D. 2～3天后

E. 3～5天后

80. 抗生素联合用药的指征不包括

A. 单一药物难以控制的感染

B. 病因明确的严重感染

C. 感染部位一般抗生素不易渗入的感染

D. 联合用药可显著增强抗菌作用的感染

E. 长期应用抗生素，防止真菌二重感染

81. 抗生素使用过程中对剂量和疗程的要求是

A. 剂量足够，疗程够长

B. 剂量足够，疗程尽量短

C. 剂量减少，疗程增长

D. 剂量减少，疗程尽量短

E. 根据疗效，随时调整剂量和疗程

82. 预防下呼吸道感染最重要的是预防和护理

A. 肺不张

B. 呼吸机相关性肺炎

C. 胃口-口腔逆行感染

D. 误吸

E. 肺脓肿

83. 不属于医院感染的高危人群的是

A. 老年病人

B. 早产儿和新生儿

C. 免疫抑制剂使用者

D. ICU住院病人

E. 孕产期妇女

84. 长期卧床的老年人最易发生的肺炎类型是

A. 吸入性肺炎

B. 坠积性肺炎

C. 支原体肺炎

D. 革兰阴性杆菌肺炎

E. 终末期肺炎

85. 对于宣传感染控制的理论最有效的方法是

A. 研究表明通过行政干预的方法是最有效的

B. 海报主要对那些拥护政策的人有效

C. 良好的卫生习惯及基本操作技术培训

D. 成人学习最好选取他们知道的题目

E. 说服工作

86. 流行性出血热"三痛"是指

A. 头痛、眼眶痛、腰痛

B. 头痛、眼眶痛、骨关节疼痛

C. 头痛、眼眶痛、肌痛

D. 头痛、腰痛、骨关节疼痛

E. 头痛、腰痛、肌痛

87. 艾滋病是由人体免疫缺陷病毒所致的慢性传染病，本病毒主要感染的细胞是

A. CD4T淋巴细胞

B. 单核细胞

C. 粒细胞

D. K细胞

E. B淋巴细胞

88. 以下描述错误的是

A. 乙型肝炎主要经血液传播

B. 离体后的HIV抵抗力强，需用高效消毒剂将其灭活

C. 结核杆菌对消毒剂抵抗力强，需用高、中效消毒剂灭活

D. 梅毒的病原体苍白螺旋体，对外界环境抵抗力弱，离体后一般1～2小时内死亡

E. 炭疽杆菌繁殖体在日光下12小时死亡

二、以下提供若干组考题，每组考题共同使用在考题前列出的A、B、C、D、E 五个备选答案。请从中选择一个与考题关系密切的答案，并在答题卡上将相应题号的相应字母所属的方框涂黑。每个备选答案可能被选择一次、多次或不被选择。

（89 — 90题共用备选答案）

A. 劳动报酬

B. 工作环境

C. 组织的政策

D. 人际关系

E. 对未来发展的期望

89. 按照赫茨伯格的双因素理论，属于激励因素的是

90. 按照赫茨伯格的双因素理论，属于保健因素的是

（91 — 92题共用备选答案）

A. 控制的标准必须是统一的、合理的

B. 有效控制系统应是合理、适用的

C. 控制手段应顾及到例外情况的发生

D. 控制系统应能及时发现偏差信息

E. 有效控制系统依赖于准确的数据

91. 有效控制的特征中，"强调例外"指的是

92. 有效控制的适用性是指

（93 — 94题共用备选答案）

A. 对疾病严重性的认识

B. 对疾病易感性的认识

C. 对行为有效性的认识

D. 知觉到障碍

E. 对自身采取或放弃某种行为能力的自信

93. 在健康信念模式中，行为者对采取医生所建议行为困难的认识，是属于

94. 在健康信念模式中，对罹患某种疾病、暴露于某种健康危险因素或对已经患病不进行治疗的严重性的看法是属于

（95 — 97题共用备选答案）

A. 日常健康行为

B. 避开有害环境行为

C. 戒除不良嗜好行为

D. 预警行为

E. 保健行为

95. 合理饮食、适量运动属于

96. 患病后及时就医属于

97. 驾车和乘车时使用安全带、发生事故后的自救和他救的行为属于

（98 — 100题共用备选答案）

A. 清洁手术室

B. 层流洁净病房

C. 婴儿室

D. 儿科病房

E. 传染病房

98. 空气卫生学标准细菌总数 $\leq 500 cfu/cm^3$ 的是

99. 物体表面卫生学细菌总数 $\leq 15 cfu/cm^3$ 的是

100. 空气卫生学标准细菌总数 $\leq 200 cfu/cm^3$ 的是

模拟试卷三

一、以下每一道考题下面有A、B、C、D、E五个备选答案。请从中选择一个最佳答案，并在答题卡上将相应题号的相应字母所属的方框涂黑。

1. 下列不是管理基本特征的是
   A. 管理的艺术性
   B. 管理的实效性
   C. 管理的科学性
   D. 管理的社会属性
   E. 管理的自然属性

2. PDCA 循环包括
   A. 计划阶段、组织阶段、检查阶段、处理阶段
   B. 计划阶段、执行阶段、检查阶段、调整阶段
   C. 计划阶段、执行阶段、检查阶段、处理阶段
   D. 计划阶段、组织阶段、处理阶段、反馈阶段
   E. 计划阶段、执行阶段、处理阶段、控制阶段

3. 分层次列出各种可能的原因，帮助人们识别与某种结果有关的真正原因，特别是关键原因，进而寻找解决问题的措施以分析质量问题及其影响因素的方法，称为
   A. 调查表法
   B. 分层法
   C. 排列图法
   D. 控制图
   E. 因果图法

4. 全面质量管理的重要组成部分是

   A. 形成组织文化
   B. 及时的反馈
   C. 持续质量改进
   D. 有效控制
   E. 组织成员的质量培训

5. 组织为了使产品或服务质量能满足质量要求，达到顾客满意而开展的有关活动。这种管理为
   A. 质量控制
   B. 持续质量改进
   C. 质量保证
   D. 质量管理
   E. 全面质量管理

6. 人本原理管理思想的根本是
   A. 提高组织管理效益
   B. 调动员工的积极性
   C. 实现有效性，追求高效益
   D. 重视成本控制
   E. 营造良好工作环境

7. 下列描述体现系统原理管理思想的是
   A. 管理活动中以人际关系作为根本
   B. 管理活动中重视工作环境
   C. 管理活动要把握全局、总体规划
   D. 管理活动时间管理
   E. 管理活动要强调成本控制

8. 根据决策的影响范围的大小可划分为
   A. 确定型决策及不确定型决策
   B. 常规决策与非常规决策
   C. 个人决策与团体决策
   D. 战略决策与战术决策
   E. 程序化决策与非程序化决策

9. 一般由高层领导集体采用定量和定性分析方法结合而做出的是
    A. 战略决策
    B. 战术决策
    C. 程序化决策
    D. 非程序化决策
    E. 确定型决策

10. 某科室实行目标管理，目标之一是"使护理人员静脉输液考核达标率≥95%"，在管理过程中第二阶段的工作是
    A. 提出年度计划
    B. 建立"护理技术操作考核及评定小组"
    C. 制定各病区及个人达标措施
    D. 护理人员自我检查、自我控制及自我管理
    E. 反馈进展情况，根据考核结果进行奖惩

11. 目标管理中，执行阶段的步骤依次是
    A. 制定目标—职责分工—反馈控制
    B. 确定目标—调节平衡—总结经验
    C. 制定目标—考评成果—反馈控制
    D. 咨询指导—调节平衡—反馈控制
    E. 咨询指导—考评成果—反馈控制

12. 医院护理部为提高全院护理服务质量，准备采用目标管理的方法提高护理人员的护理技术操作水平，关于目标的描述，下列最有效的是
    A. 提高全体护理人员的护理技术操作水平
    B. 提高全体护理人员的静脉输液操作合格率
    C. 两年内提高全体护理人员的护理技术操作合格率
    D. 全体护理人员的护理技术操作合格率达100%
    E. 一年内使全体护理人员的护理技术操作合格率达90%以上

13. 根据卫生部《医院分级管理办法（试行草案）》中提出的三级医院床护比是
    A. 1∶0.30
    B. 0.3∶1
    C. 1∶0.40
    D. 1∶0.50
    E. 1∶0.60

14. 功能制护理排班主要优点是
    A. 节省排班时间
    B. 提高工作满意度
    C. 人员关系融洽
    D. 分工明确，工作效率高
    E. 较多照顾护士需要

15. 是构成非权利性影响力的因素是
    A. 品格因素
    B. 职位因素
    C. 年龄因素
    D. 传统因素
    E. 资历因素

16. 管理者授权时需要遵循的最根本的原则是
    A. 视能授权
    B. 明确目的
    C. 以信为重
    D. 容忍失败
    E. 带责授权

17. 授权对于领导的意义在于
    A. 影响个人原来的工作责任
    B. 改善工作氛围
    C. 减轻工作负担，使其能集中精力解决组织的重大问题
    D. 发挥自身才干，增强责任感、义务感和成就感
    E. 有助于强化人际关系

18. "条条大道通罗马"，说明达成目标有多种途径，而这句话对于沟通的启示是

A. 创造良好的沟通环境
B. 正确选择沟通媒介
C. 使用恰当的沟通方式
D. 使用正确的语言
E. 注意情绪对沟通的影响

19. 某医院护理部主任召集几名护士长谈话，了解护理新举措在病房的实施情况，下列不妥的是
A. 做好谈话计划，确立谈话主题
B. 选择良好的沟通环境
C. 选择情绪良好的时机
D. 掌握发问技巧，多提诱导性问题
E. 积极聆听

20. 完整的信息沟通过程包括
A. 发送者、信息内容、沟通通道、接收者、分析、反馈
B. 发送者、信息内容、沟通通道、接收者、反馈
C. 发送者、编码、沟通通道、信息内容、解码
D. 发送者、编码、信息内容、沟通通道、分析、反馈
E. 发送者、编码、沟通通道、接收者、解码、反馈

21. 某护士在下班路上遇见了医院的护理部主任，便将病房最近发生的一起差错向主任进行了描述。但护理部主任对护士所描述的情况表示怀疑，发生沟通障碍的最可能原因是
A. 信息过滤
B. 知觉偏差
C. 语言因素
D. 渠道不当
E. 情绪因素

22. 护理质量管理中，属于前馈控制指标的是

A. 急救物品完好率
B. 压疮的治愈率
C. 静脉输液操作成功率
D. 护理病历书写的达标率
E. 院内感染率

23. 控制工作的关键是
A. 采取校正措施
B. 确立控制对象
C. 分析偏差原因
D. 衡量偏差信息
E. 确立反馈系统

24. 卫生主管部门对医院护理人员编制的要求是护理人员：床位为
A. 0.8：1
B. 0.6：1
C. 0.4：1
D. 1：0.6
E. 1：0.4

25. 在组织沟通过程中"通道过长，中间环节多导致信息丢失"，属于
A. 发送者障碍
B. 接收者障碍
C. 沟通通道障碍
D. 解码障碍
E. 反馈障碍

26. 护理质量管理中 PDCA 循环管理的四个阶段正确的顺序是
A. 计划、执行、检查、反馈
B. 组织、执行、检查、反馈
C. 计划、执行、处理、反馈
D. 计划、执行、检查、处理
E. 组织、执行、评价、处理

27. 授权的步骤不包括
A. 选择授权对象
B. 明确授权内容
C. 选择授权方式

D. 实施授权计划

E. 评价授权效果

28. 以一个纵向的权力线从最高领导逐渐到基层一线管理者构成的组织结构属于

A. 直线型

B. 综合型

C. 主导型

D. 职能型

E. 直线–参谋型

29. 以下关于行为学家麦格雷戈的 X-Y 理论（人性理论）的描述中正确的是

A. X理论认为人愿负责任，不愿被人领导

B. X理论认为人不是懒惰的

C. Y理论认为人对工作是不负责任的，不能够自我控制

D. Y理论认为人是负责任的，能够自我控制和管理

E. Y理论认为人是不喜欢工作的

30. 由组织中的管理者和被管理者共同参与目标制订，在工作中有员工自我控制并努力完成工作目标的方法指的是

A. 人本管理

B. 组织管理

C. 决策管理

D. 目标管理

E. 计划管理

31. 领导生命周期理论中，领导行为逐步推移的程序是

A. 低工作与高关系→高工作与高关系→高工作与低关系→低工作与低关系

B. 高工作与高关系→低工作与高关系→高工作与低关系→低工作与低关系

C. 高工作与低关系→高工作与高关系→低工作与高关系→低工作与低关系

D. 低工作与低关系→低工作与高关系→高工作与低关系→高工作与高关系

E. 低工作与高关系→低工作与低关系→高工作与高关系→高工作与低关系

32. 健康教育评价的目的不包括

A. 总结健康教育的成功与不足

B. 提高健康教育人员的理论和专业实践水平

C. 确定健康教育计划的执行情况

D. 明确健康教育的任务

E. 项目的产出是否有混杂因素的影响

33. 健康教育形成评价和过程评价共同的评价方法是

A. 咨询

B. 健康评估

C. 预实验

D. 计算机模拟

E. 查阅档案资料

34. 健康教育诊断的目的是

A. 主要健康问题

B. 调查研究问题

C. 设计健康教育计划

D. 确定影响健康问题的因素

E. 分析影响健康的因素

35. 健康教育诊断时，流行病学诊断最主要的任务是了解目标人群的

A. 主要健康问题

B. 受地方疾病影响最大的人口学特征

C. 影响健康的主要因素

D. 地方病累及哪些人群

E. 主要疾病或健康问题在时间或空间上分布的情况或者特点

36. 在健康教育诊断中，不属于社会环境诊断指标的是

A. 卫生服务机构分布、三级卫生保健网完整和运行情况

B. 领导对健康教育/健康促进的态度承诺，社区卫生制度建立和实施情况

C.目标人群生活环境的物理、经济、文化和疾病状况

D.人均绿化面积、消费品零售总额、人均住房面积

E.宗教种类、信仰宗教人数

37.女孩，4岁。喜好表现自己，且总爱问"为什么"之类的问题。此女孩行为可能处于

A.主动发展阶段

B.被动发展阶段

C.自主发展阶段

D.人生准备阶段

E.巩固发展阶段

38.青少年因崇拜明星而表现出的"追星行为"的学习方式是

A.系统教育

B.强迫模仿

C.有意模仿

D.无意模仿

E.强化教育

39.人际传播以

A.多媒体信息为主

B.个体化信息为主

C.一般家庭化信息为主

D.特殊家庭化信息为主

E.群体化信息为主

40.人际传播中，不恰当的谈话技巧是

A.谈话速度适中，尽量避免停顿

B.把握谈话内容的深度

C.注意观察，及时反馈对方信息

D.语调平稳，语速适中

E.内容明确重点突出，一次谈话围绕一个谈话主体

41.人类靠遗传和本能发展的阶段为

A.被动发展阶段

B.主动发展阶段

C.自主发展阶段

D.巩固发展阶段

E.调整发展阶段

42.个体决定是否做或是如何做某种事，以使行为适合目前或者长远的需要称为

A.应对

B.调试

C.自我控制

D.应激

E.顺应

43.人类行为的构成要素不包括

A.行为目的

B.行为手段

C.行为环境

D.行为客体

E.行为主体

44.社区护士对健康教育目标人群实施健康干预前再次对干预计划进行回顾审视，使该健康教育干预计划更科学更完善，使其具有更大的成功机会，此评价活动属于

A.过程评价

B.形成评价

C.效应评价

D.结局评价

E.总结评价

45.问话者把自己的观点加入其中，有暗示对方做出自己想要的答案倾向的提问技巧是

A.复合式提问

B.偏向式提问

C.探索式提问

D.开放式提问

E.封闭式提问

46.通过阅读患者的病历、分析病史及其健康影响因素来评估患者健康需求的方法是

A.直接评估法

B.间接评估法

C. 病历评估法

D. 非语言评估法

E. 语言评估法

47. 完整的现代传播的内涵包括3个层次，即

A. 传播事业、传播技术、传播效果

B. 传播观念、传播事业、传播模式

C. 传播观念、传播机制、传播功能

D. 传播观念、传播事业、传播技术

E. 传播观念、传播技术、传播效果

48. 吸烟、酗酒、缺乏体育锻炼属于危害健康行为中的

A. 日常危害健康行为

B. 致病性行为模式

C. 不良疾病行为

D. 违规行为

E. 有害环境行为

49. 一名16岁青少年，能通过综合认识自己、他人、环境和社会，调整自己的行为，此时，其已进入行为的

A. 主动发展阶段

B. 被动发展阶段

C. 自主发展阶段

D. 独立发展阶段

E. 巩固发展阶段

50. 患者，女性，60岁。因心绞痛发作1日而入院。既往病史5年。入院时，病人情绪高度紧张，态度很激动，说话声音很大，语速很快，认为家属对其关心不够，表现出不满，健康教育时，护士评估此病人的行为表现应为

A. 遵医嘱行为

B. 致病性行为

C. A型行为

D. C型行为

E. B型行为

51. 患者，男性，30岁。长期吸烟、且有吸

毒行为和性乱交行为，其危害健康行为类型属于

A. 不良疾病行为

B. 致病性行为模式+违规行为

C. 违规行为

D. 致病性行为模式

E. 日常危害健康行为+违规行为

52. 患者，男性，35岁。因"胆囊穿孔、急性腹膜炎"急诊收入院治疗，手术治疗康复后准备出院，其出院时的健康教育内容不包括

A. 定期复诊

B. 继续用药情况

C. 饮食

D. 医院规章制度

E. 目前病情

53. 在少数民族基层社区发放只有汉字的宣传折页，这是

A. 传播信息设计不妥当

B. 媒介选择错误

C. 传播者选择错误

D. 受传者选择

E. 受传者文化素养不高

54. 影响健康教育评价结果的测量者因素是

A. 暗示效应

B. 测量者的成熟性

C. 评定错误

D. 霍桑效应

E. 回归因素

55. 在健康信念模式中，行为者对采取医生所建议行为困难的认识，是属于

A. 对疾病严重性的认识

B. 对疾病易感性的认识

C. 对行为有效性的认识

D. 知觉到障碍

E. 对自身采取或放弃某种行为能力的自信

56. 属于促进健康行为特点的是
    A. 目的性
    B. 科学性
    C. 明显性和稳定性
    D. 创造性
    E. 一致性

57. 下列不属于医院感染的是
    A. 医院工作人员在医院内获得的感染
    B. 新生儿经产道分娩时获得的感染
    C. 入院时已处于潜伏期的感染
    D. 在医院内获得出院后发生的感染
    E. 手术后输血造成的病毒感染

58. 下列疾病是原位菌群三度失调的表现的是
    A. 慢性腹泻
    B. 肠功能紊乱
    C. 口腔炎
    D. 阴道炎
    E. 假膜性肠炎

59. 关于肺炎克雷伯杆菌，错误的是
    A. 革兰阳性菌
    B. 人呼吸道正常菌群的组成部分
    C. 人肠道正常菌群的组成部分
    D. 可引起呼吸道、手术切口等感染
    E. ICU最常见的条件致病菌

60. 下列不属于医院感染监测的是
    A. 全院医院感染发生率的监测
    B. 医院感染各科室发病率监测
    C. 传染病的监测
    D. 医院感染危险因素的监测
    E. 目标监测

61. 下列关于医院感染监测的叙述最正确的是
    A. 无须进行医院各科室发病率的监测
    B. 漏报调查样本量不少于年监测病人数的20%，漏报率应低于10%
    C. 500张病床以上的医院感染发病率应低于10%

D. 100～500张病床的医院Ⅰ类切口手术部位感染率应低于10%
    E. 每项目标监测开展的期限应少于1年

62. 发现医院感染散发病例时，报告医院感染管理科的时间是
    A. 3小时内
    B. 8小时内
    C. 12小时内
    D. 24小时内
    E. 36小时内

63. 灭菌是指
    A. 杀灭或清除外环境中传播媒介物上的病原微生物及有害微生物
    B. 杀灭外环境的传播媒介上的所有活的微生物
    C. 用物理或化学方法杀灭芽胞以外的病原微生物及其他微生物
    D. 用物理方法清除污染物表面的有机物和污迹尘埃
    E. 用物理方法清除或杀灭全部活的微生物

64. 下列有关消毒灭菌原则的叙述，正确的是
    A. 进入人体无菌器官的医疗用品必须消毒
    B. 耐热、耐湿物品首选化学灭菌法
    C. 手术器具首选压力蒸汽灭菌
    D. 室内空气消毒首选自然挥发的甲醛熏箱
    E. 用于浸泡灭菌物品的容器不需灭菌

65. 手术器械、各种穿刺针、注射器等医用物品灭菌首选
    A. 物理灭菌法
    B. 压力蒸汽灭菌法
    C. 干热灭菌法
    D. 化学灭菌法
    E. 环氧乙烷灭菌法

66. 非传染病人用过的医疗物品和器材的消毒程序是

A. 清洗 → 去污 → 消毒或灭菌

B. 清洗 → 消毒或灭菌 → 去污

C. 去污 → 清洗 → 消毒或灭菌

D. 去污 → 消毒或灭菌 → 清洗

E. 消毒或灭菌 → 去污 → 清洗

67. 可以杀灭和去除细菌芽胞以外的各种病原微生物的消毒方法，属于

A. 灭菌

B. 高水平消毒法

C. 中水平消毒法

D. 低水平消毒法

E. 一般消毒法

68. 被下列哪种微生物污染的物品须选用高水平消毒或灭菌

A. 真菌

B. 螺旋体

C. 支原体

D. 分枝杆菌

E. 亲水病毒

69. 消毒灭菌效果合格的是

A. 化学消毒剂的细菌含量为500cfu/ml

B. 使用中紫外线灯管的照射强度为80μW/cm²

C. 消毒后的喉镜细菌菌落数为200cfu/件

D. 透析器入口液的细菌菌落总数为500cfu/ml

E. 透析器出口液的细菌菌落总数为5000cfu/ml

70. 对消毒后的气管镜进行监测，细菌菌落数应是

A. ≤5cfu/件

B. ≤10cfu/件

C. ≤15cfu/件

D. ≤20cfu/件

E. 不得检出分枝杆菌

71. 化学消毒剂灭菌效果生物监测应每季度

一次，不得检出致病性微生物，其细菌含量必须小于

A. 100cfu/ml

B. 200cfu/ml

C. 300cfu/ml

D. 400cfu/ml

E. 500cfu/ml

72. 医院感染间接传播的最主要方式是通过

A. 医疗设备

B. 医务人员的手

C. 病人间的接触

D. 病人的排泄物、分泌物

E. 一次性物品

73. 下列不属于常用的手消毒剂是

A. 液体皂液

B. 含醇类复配的手消毒液

C. 5000mg/L碘伏溶液

D. 75%乙醇溶液

E. 氧化电位水

74. 环境、病床、床头柜的消毒处理原则为

A. 湿式清扫，一床一套（巾），一桌一抹布，用后清洗

B. 湿式清扫，一床一套（巾），一桌一抹布，用后消毒

C. 干式清扫，一床一套（巾），一桌一抹布，用后消毒

D. 干式清扫，一床一套（巾），一桌一抹布，用后清洗

E. 湿式清扫，同一病人用同一毛巾，先床后桌，用后清洗

75. 下列环境清洁消毒的方法和原则中不正确的是

A. 环境应定期清扫

B. 医院一般环境应使用消毒剂清洁

C. 清洁的程序遵循从洁到污的原则

D. 采用湿布拖把清洁

E.病人房间家具清洁做到一人一桌一巾

76.关于隔离技术不正确的描述是
　　A.同一类传染病病人可住同一房间，床距应保持1m以上
　　B.空气传播疾病的病人应使用有负压装置的隔离病房
　　C.护理有切口感染的病人时需戴手套
　　D.HIV感染病人出院后，病房的所有被服应焚烧处理
　　E.血压计、听诊器应与其他病人分开使用

77.患者因乙型肝炎，肝功能衰竭，行肝移植术后1天，使用免疫抑制剂，应采用
　　A.一般隔离
　　B.保护性隔离
　　C.呼吸道隔离
　　D.消化道隔离
　　E.接触隔离

78.为避免医院感染，需安置在隔离室的病人是
　　A.个人卫生状况差的病人
　　B.大手术后的病人
　　C.产妇和新生儿
　　D.介入治疗后的病人
　　E.失眠和焦虑的病人

79.下列错误的洗手行为是
　　A.接触病人分泌物后及时洗手
　　B.护理两个病人之间应洗手
　　C.护理同一病人的不同部位需洗手
　　D.操作完毕脱去手套后无须洗手
　　E.进行无菌操作前后需洗手

80.下列有关隔离技术的叙述中不正确的是
　　A.检验标本应放在有盖的容器内运送
　　B.凡具有传染性的病人，应与其他病人分开，集中一个房间便于管理
　　C.被污染的敷料焚烧处理
　　D.不将病历带进隔离室

E.为患者抽血时戴手套

81.细菌在缺少某种结构成分时仍可生存，那么缺少的是
　　A.细胞壁
　　B.细胞膜
　　C.细胞浆
　　D.核质
　　E.胞质颗粒

82.下列抗感染药物应用方法正确的是
　　A.选择有针对性的一种抗生素治疗顽固性感染
　　B.将药敏试验作为常规的抗生素选药依据
　　C.长期应用抗生素者，应长期联合服用制霉菌素以防止真菌二重感染
　　D.大环内酯类药物采用间歇给药方法
　　E.氨基糖苷类抗生素可与β-酰胺类药物同瓶滴注

83.患者，男性，65岁。股骨头坏死，择期行人造股骨头置换术，最恰当的做法是
　　A.将万古霉素作为常规预防用药
　　B.术前12小时给予一次足量抗生素
　　C.手术时间超过4小时可再次给予抗生素
　　D.维持抗生素血药浓度至手术切口关闭
　　E.手术前后均不必给予抗生素

84.临床上判断抗感染药物相关性腹泻最全面的选项是
　　A.正在使用抗生素，出现腹泻
　　B.发热≥38℃
　　C.腹泻次数≥3次/24小时
　　D.腹痛或腹部压痛
　　E.正在使用抗生素，水样便，发热≥38℃

85.为预防护理人员的医院感染，自身职业防护措施不正确的是
　　A.无论病人是否有传染病，均应采取防护措施
　　B.在为病人进行各项护理操作时，均应

戴手套

C. 抢救大出血病人，应穿戴隔离衣，护目镜等防护用品

D. 一旦手上出现伤口，应不直接接触病人血液和体液

E. 化学消毒时，注意通风及戴手套，消毒容器须加盖

86. 为预防血管相关性感染，介入性治疗的指征和留置时间要求是

A. 提倡非介入性治疗方法，尽可能缩短留置时间

B. 为减少血管的反复穿刺，保护血管，提倡深静脉置管

C. 为保持导管通畅，尽可能选择大口径的导管

D. 为减少更换的痛苦，一次性留置导管的时间尽可能长

E. 一旦发现置管局部感染应加强抗感染，继续留置导管

87. 为阻断病人的胃口－口腔细菌逆向定植及误吸，正确的措施是

A. 使用H_2受体阻断剂

B. 慎用抗酸药

C. 禁用硫糖铝

D. 选用平卧位

E. 勤更换胃管

88. 经粪－口途径传播的肝炎病毒有

A. 乙型、戊型肝炎病毒

B. 甲型、戊型肝炎病毒

C. 乙型、丙型肝炎病毒

D. 丁型、戊型肝炎病毒

E. 甲型、丁型肝炎病毒

二、以下提供若干组考题，每组考题共同使用在考题前列出的A、B、C、D、E 五个备选答案。请从中选择一个与考

题关系密切的答案，并在答题卡上将相应题号的相应字母所属的方框涂黑。每个备选答案可能被选择一次、多次或不被选择。

（89—90题共用备选答案）

A. 公平理论

B. 期望理论

C. 双因素理论

D. 需要层次理论

E. 行为改造理论

89. 由美国心理学家马斯洛提出的理论是

90. 由美国心理学家弗德里克·赫兹伯格提出的理论是

（91—92题共用备选答案）

A. 统一指挥原则

B. 分工协作的原则

C. 有效管理幅度的原则

D. 责权对等原则

E. 管理层次原则

91. 组织中的主管人员直接管辖的下属的人数应是适当的，才能保证组织的有效运行，是指

92. 组织结构应能反映为实现组织目标所必需的各项任务和工作分工，以及这些任务和工作之间的协调，是指

（93—95题共用备选答案）

A. 传播者

B. 信息

C. 媒介

D. 受传者

E. 传播效果

93. 信息的载体也是将传播过程中各种要素相互联系起来的纽带

94. 泛指人类社会传播的一切内容

95. 传播行为的引发者，在传播过程中信息的主动发出者

（96—97题共用备选答案）
A. 诱导式
B. 开放式提问
C. 偏向式提问
D. 复合式提问
E. 探索式提问

96. 为了解刘女士对患有乳腺增生的真实想法，社区护士可采取

97. 为了深入了解李先生吸烟问题，社区护士可采取

（98—100题共用备选答案）
A. 清洁剂
B. 高效消毒剂
C. 灭菌剂
D. 中效消毒剂
E. 低效消毒剂

98. 苯扎溴铵属于
99. 过氧乙酸属于
100. 聚维酮碘属于

模拟试卷答案

模拟试卷一

1. D	2. D	3. D	4. B	5. D	6. D	7. D	8. A	9. C	10. D
11. C	12. A	13. A	14. C	15. B	16. A	17. D	18. E	19. A	20. D
21. C	22. C	23. C	24. A	25. A	26. D	27. E	28. C	29. D	30. E
31. E	32. C	33. C	34. E	35. D	36. A	37. A	38. A	39. A	40. A
41. B	42. A	43. D	44. E	45. A	46. E	47. B	48. B	49. C	50. B
51. E	52. B	53. A	54. E	55. D	56. E	57. C	58. B	59. D	60. D
61. C	62. D	63. B	64. C	65. A	66 A	67. A	68. C	69. A	70. C
71. A	72. D	73. A	74. E	75. D	76. B	77. B	78. E	79. E	80. D
81. D	82. C	83. B	84. D	85. C	86. E	87. A	88. E	89. D	90. A
91. B	92. D	93. E	94. A	95. D	96. E	97. A	98. B	99. C	100. D

模拟试卷二

1. B	2. B	3. A	4. E	5. B	6. D	7. C	8. A	9. E	10. C
11. B	12. E	13. B	14. B	15. B	16. E	17. C	18. A	19. E	20. C
21. C	22. B	23. C	24. B	25. E	26. B	27. A	28. E	29. D	30. C
31. C	32. D	33. E	34. A	35. C	36. C	37. E	38. E	39. E	40. A
41. A	42. D	43. B	44. C	45. C	46. E	47. C	48. C	49. B	50. D
51. C	52. C	53. D	54. D	55. A	56. E	57. C	58. C	59. A	60. A
61. C	62. A	63. D	64. E	65. B	66. B	67. C	68. B	69. B	70. C
71. D	72. E	73. C	74. E	75. E	76. E	77. B	78. A	79. D	80. B
81. A	82. B	83. E	84. B	85. C	86. A	87. A	88. B	89. B	90. E
91. C	92. B	93. D	94. A	95. A	96. D	97. D	98. D	99. E	100. C

模拟试卷三

1. B　2. C　3. E　4. C　5. D　6. B　7. C　8. D　9. A　10. D

11. D　12. E　13. C　14. D　15. A　16. A　17. C　18. C　19. D　20. E

21. B　22. A　23. A　24. C　25. C　26. D　27. D　28. A　29. D　30. D

31. C　32. D　33. E　34. D　35. A　36. B　37. A　38. C　39. B　40. A

41. A　42. A　43. A　44. B　45. B　46. B　47. D　48. B　49. C　50. C

51. E　52. D　53. A　54. A　55. D　56. E　57. C　58. E　59. A　60. C

61. C　62. D　63. B　64. C　65. B　66. C　67. C　68. D　69. B　70. D

71. A　72. B　73. A　74. B　75. B　76. D　77. B　78. A　79. D　80. B

81. A　82. B　83. C　84. E　85. B　86. A　87. B　88. B　89. D　90. C

91. C　92. B　93. C　94. B　95. A　96. B　97. E　98. D　99. C　100. D